DE L'EMPLOI
DES
EAUX DE VICHY
DANS LES
AFFECTIONS CHRONIQUES DE L'UTÉRUS

PAR

LE Dr WILLEMIN

MÉDECIN INSPECTEUR-ADJOINT DES EAUX DE VICHY

Membre correspondant
de la Société d'hydrologie médicale, membre de la Société de médecine de Strasbourg,
Chevalier de la Légion d'honneur, etc.

PARIS

GERMER BAILLIÈRE, LIBRAIRE-ÉDITEUR
RUE DE L'ÉCOLE-DE-MÉDECINE, 17

LONDRES,	NEW-YORK,
H. BAILLIÈRE, 219, REGENT-STREET.	H. BAILLIÈRE, 290, BROADWAY.

MADRID, C. BAILLY-BAILLIÈRE, 11, CALLE DEL PRINCIPE.

1857

DE L'EMPLOI

DES

EAUX DE VICHY

DANS LES

AFFECTIONS CHRONIQUES DE L'UTÉRUS.

Paris. — Imprimerie de L. MARTINET, rue Mignon, 2.

DE L'EMPLOI

DES

EAUX DE VICHY

DANS LES

AFFECTIONS CHRONIQUES DE L'UTÉRUS

PAR

LE Dr WILLEMIN

MÉDECIN INSPECTEUR-ADJOINT DES EAUX DE VICHY

Membre correspondant
de la Société d'hydrologie médicale, membre de la Société de médecine de Strasbourg,
Chevalier de la Légion d'honneur, etc.

PARIS

GERMER BAILLIÈRE, LIBRAIRE-ÉDITEUR

RUE DE L'ÉCOLE-DE-MÉDECINE, 17

LONDRES,	NEW-YORK,
H. BAILLIÈRE, 219, REGENT-STREET.	H. BAILLIÈRE, 290, BROADWAY

MADRID, C. BAILLY-BAILLIÈRE, 11, CALLE DEL PRINCIPE.

1857

Avant d'exposer les résultats de mes observations sur l'efficacité des Eaux de Vichy, dans le traitement de plusieurs des affections chroniques de l'utérus, quelques remarques préliminaires m'ont paru nécessaires.

Outre les moyens thérapeutiques habituels, dont l'emploi n'offre que des ressources peu assurées contre ces affections de l'utérus, on leur a opposé des bains de toute espèce. Un assez grand nombre de stations thermales ont été préconisées dans ce but, de même que les bains de mer ; et en dernier lieu l'hydrothérapie a été appliquée au traitement de ces affections, comme à presque toutes les maladies.

La discussion qui a eu lieu il y a deux ans, à la Société d'hydrologie médicale, a donné l'occasion à plusieurs médecins d'établissements thermaux de faire connaître le résultat de leur pratique. D'après M. Boullay (1),

(1) Voyez *Annales de la Soc. d'hydrol.*, t. I, p. 88, 91 et suiv.

le traitement par l'*eau froide* réussit dans les engorgements de la matrice avec ou sans déviation, avec ou sans ulcération ; il échoue contre les déviations simples. M. Gaudet recommanda les *bains de mer* contre l'aménorrhée chlorotique, la leucorrhée catarrhale, contre les engorgements simples et récents du col de l'utérus ; les engorgements anciens et plus considérables seraient rarement modifiés ; les douches d'eau de mer seraient dangereuses dans toutes les lésions de position ou de structure de l'utérus.

Plusieurs médecins ont appelé l'attention sur les effets favorables des eaux sulfureuses dans le traitement des maladies de la matrice. M. Dorgeval-Dubouchet a publié une notice (1), où il a rendu compte des résultats heureux qu'il a obtenus dans beaucoup de cas d'affections de l'utérus, de l'emploi des eaux de La Motte (Isère), en bains et en irrigations. A la Société d'hydrologie, M. Buissard, médecin-inspecteur de ces eaux, en vanta l'efficacité contre les engorgements de la matrice, en y associant un traitement général. M. de Puisaye préconisa les eaux d'Enghien contre l'aménorrhée chlorotique chez les sujets peu irritables, contre les catarrhes utérins ; mais dans les engorgements chroniques du col ou du corps de l'utérus, il n'en a obtenu que des résultats très incertains.

Dans un travail sur les eaux de Néris (2), M. Richond-

---

(1) *Maladies de l'utérus et de ses annexes*, observations recueillies à La Motte-les-Bains.

(2) *Notice sur les eaux thermales de Néris*, p. 96.

des-Brus a déclaré que ces eaux « en triomphant de l'hypertrophie de la matrice, qui est souvent la cause des déplacements de cet organe, remédiaient à cette infirmité. » Il cite une observation de rétroversion guérie. « Les leucorrhées et les ulcérations superficielles du col ne résistent pas à la boisson, aux bains et aux injections prolongées. » Selon M. de Laurès, ces eaux seraient efficaces dans les cas de dysménorrhée liée à un état d'éréthisme particulier, et modifieraient avantageusement certaines métrites granuleuses.

Les eaux *alcalines* ont été signalées depuis longtemps dans le même but, non-seulement par des médecins d'établissements thermaux, mais par différents auteurs de traités généraux sur les maladies des femmes. Parmi les médecins allemands, Detroit (1) recommande contre les engorgements de matrice les résolutifs, les bains alcalins, *resolventia tonica*; les eaux minérales, dit-il à l'article des *Inflexions utérines*, sont les seuls moyens à employer. Scanzoni (2) prescrit contre ces affections les bains de siége tièdes additionnés d'eaux mères des salines, puis les eaux minérales de Kissingen, d'Ems, de Carlsbad. C'est l'usage de ces mêmes eaux et de quelques autres qu'avait conseillé le célèbre accoucheur Busch (3). L'un des médecins les plus renommés de l'Allemagne, Hufeland, avait vanté l'action des eaux

(1) Voyez *Cursus der Geburtshilfe*. Berlin, 1846, t. II, p. 1005 à 1043.

(2) *Lehrbuch der Krankh. der weib. Sexualorgane*. Wien, 1857, art. *Métrite chronique*.

(3) *Geschlechtsleben des Weibes*. Leipzig, 1841, t. III, p. 764.

d'Ems (1) contre les flueurs blanches et « contre les stagnations hémorrhoïdaires de la matrice ; » il avait reconnu, en outre, à ces eaux « une vertu particulière sur cet organe, pour la provocation de son excitabilité spécifique. »

Diehl (2) dit aussi que ces eaux paraissent avoir une action spécifique sur les organes génitaux ; elles réussissent quand il faut « en diminuer l'activité trop grande, ou en stimuler une trop faible. » Thilenius (3) les préconise contre la leucorrhée et contre plusieurs causes de stérilité. M. Spengler (4) les recommande aussi contre la blennorrhée utérine non spécifique. La fameuse source aux garçons (*Bubenquelle*) rend la conception possible, en faisant cesser les affections utérines auxquelles la stérilité est liée. La douche utérine thermale est très efficace contre ces états morbides, contre l'aménorrhée torpide. L'action de ces eaux est à la fois excitante et résolutive. Plus récemment, M. Dœring (5) les vanta également contre le catarrhe vagino-utérin, contre l'écoulement causé par un engorgement subinflammatoire de la matrice, « lorsque surtout on fait faire en même temps des injections d'eau thermale tiède. » La Source aux

---

(1) *Praktische Ubersicht der vorzüglichsten Heilquell. Deutschlands, Ems.*

(2) Voyez *Ueber der Gebrauch der Thermalbaeder in Ems*, 1825, p. 259.

(3) *Description d'Ems*, 1830, p. 46.

(4) *Études balnéologiques sur Ems*, trad. par Kaula, p. 15, et 53-62.

(5) *Les eaux thermales d'Ems*, 2ᵉ édit., 1853, p. 135-161.

garçons est utile contre l'état atonique de l'utérus, mais point contre un état d'hyperesthésie, ni dans les déplacements de la matrice, ni chaque fois qu'il existe un obstacle mécanique à la fécondation.

D'après le docteur Porges (1), les eaux de Carlsbad sont favorables aussi contre les stases veineuses et les engorgements de l'utérus ; elles calment, dans ces cas, les souffrances, facilitent une menstruation difficile ; elles peuvent s'employer d'une manière prophylactique à l'approche de l'âge critique. Elles combattent avantageusement certaines causes de stérilité, quand surtout celle-ci dérive d'une pléthore abdominale.

Les eaux alcalines d'Évian (Savoie) ont été préconisées par M. Andrier (2) dans le cas de sensibilité excessive des organes génitaux, de dysménorrhée hystéralgique, de leucorrhée sans altération du col de l'utérus ; contre « l'état subinflammatoire de cette partie de l'organe, avec engorgement, érosions, ulcérations et granulations à un léger degré » ; les bains prolongés produisent une détente nerveuse générale ; l'effet des douches locales est également très puissant. Suit une observation de guérison d'un engorgement aigu, après l'emploi préalable de la médication antiphlogistique. D'après M. Dupraz, médecin au même établissement (3), dans la métrite granulée, on peut obtenir en peu de

---

(1) *Specifische Wirkungsweise der Carlsbader Heilquellen.* Dessau, 1853.

(2) *Eaux minérales alcal. d'Évian*, 2ᵉ édit., 1848.

(3) *Essai sur les sources alcal. d'Évian*, 1854.

temps, par les irrigations prolongées, la disparition des granulations et des ulcérations superficielles du col de l'utérus. Ces eaux peuvent encore régulariser la menstruation, modérer l'éréthisme nerveux qui accompagne les affections de matrice.

En France, les eaux de Plombières ont été recommandées par M. Turck (1), qui a cité quelques observations de leucorrhée et d'hypertrophie de l'utérus, avantageusement modifiées par l'emploi de ces eaux. Elles peuvent être utiles, selon M. Guersant (2), par leur propriété relâchante dans les cas où la stérilité dépend de l'étroitesse ou de la rigidité du col de l'utérus ; mais la douche chaude du trou des Capucins, si renommée, pourrait déterminer des métrites chez les femmes irritables. Ces mêmes eaux ont été mentionnées par M. Chomel pour le traitement de la métrite chronique (3).

Les eaux de Luxeuil, employées par M. Revillout (4) en irrigations continues, ont guéri ou amendé différentes irritations de la muqueuse du vagin et du col de l'utérus ; la douche vaginale, plus nuisible qu'utile, a presque toujours donné lieu à une augmentation d'irritation. Il cite l'observation d'une leucorrhée intense

---

(1) *Du mode d'action des eaux de Plombières*, 3ᵉ édit., 1837, p. 152.
(2) *Notice sur les eaux de Plombières*, in *Archiv. gén.*, 1838.
(3) *Répert. général des sciences médic.*, t. XXX, art. *Utérus*.
(4) *Recherches sur les propriétés physiques..... des eaux de Luxeuil*, 1838, p. 120.

guérie. — M. Mamelet (1) a rapporté des observations de leucorrhée avec suppression de règles, guéries à Contrexéville par les douches vaginales. Des femmes, stériles jusque-là ou sujettes à des avortements répétés, sont parvenues, après le traitement, au terme naturel d'une grossesse.

Les eaux alcalines de Soultzmatt (Haut-Rhin), d'après le docteur Bach (2) agissent favorablement dans l'aménorrhée, dans la dysménorrhée surtout, l'utérus devenant plus facile à traverser par le sang; contre les états d'inflammation chronique ou d'engorgement de l'utérus, contre les leucorrhées et les métrorrhagies. M. Bach préconise les bains prolongés et les injections faites à deux ou trois reprises pendant le bain; les douches lui ont paru une cause d'excitation nuisible. — M. A. Robert (3) a conseillé les eaux de Soultzbach, voisines des précédentes, contre les mêmes affections, contre la stérilité et les ulcérations du col; il les prescrit en bains, en douches et injections.

Je citerai encore les eaux alcalines de Pougues, qui, d'après MM. Boullay et Henry (4), seraient utiles contre la stérilité occasionnée par l'absence des règles, et contre les écoulements muqueux des femmes et des hommes.

---

(1) *Notice sur les propriétés physiques..... des eaux de Contrexéville*, 1851, p. 85.
(2) *Des eaux gaz. alcal. de Soultzmatt*, 1853, p. 209, 222, 227.
(3) *Notice sur les eaux alcal. de Soultzbach*, p. 36-38.
(4) *Sur l'emploi des eaux de Pougues*, 1841.

Les *eaux de Vichy* ont été recommandées depuis longtemps contre les affections de l'utérus. Dès 1679, Claude Fouet (1) écrivait que : « Pour les maladies des femmes et des filles, les eaux du Gros-Boulet (de l'Hôpital) font de très bons effets; elles lèvent les pâles couleurs, rétablissent le teint en provoquant leurs mois, soit en excitant des fermentations de la masse du sang, soit en levant les obstructions des veines de l'hypogastre... Elles arrêtent leur flux immodéré; elles consomment les mucosités de la matrice; elles rendent les femmes fécondes, en mettant cette partie dans une juste température requise pour la conception. » M. E. Desbrets (2) a dit aussi que les eaux voisines, de Châteldon « facilitaient la conception, en remédiant aux dérangements qui surviennent dans les organes de la génération. »

Le regrettable inspecteur des eaux de Vichy, M. Petit, a mentionné (3) l'efficacité de ces eaux dans les métrites chroniques et contre les engorgements des ovaires. A la Société d'hydrologie, il déclara qu'il les regardait comme indiquées pour les cas de tuméfaction plus ou moins considérable du col ou du corps de la matrice, à la condition que ces affections n'eussent *plus rien d'aigu*. Il était surtout nécessaire de bien s'assurer qu'il n'y avait pas d'ulcérations. M. Petit avait fini par re-

(1) *Le secret des bains et eaux minérales de Vichy*, 1679, p. 33.
(2) *Nouv. rech. sur les propriétés des eaux de Châteldon*, 1839 p. 29.
(3) *Sur le mode d'action des eaux de Vichy*, 1850, p. 133.

noncer à l'emploi des douches. Il fallait ordinairement recourir aux eaux plusieurs années de suite.

M. F. Barthez (1) conseille contre les engorgements de la matrice et des ovaires l'usage des lavements d'eau minérale de Vichy, qui, s'ils sont gardés, forment des bains internes; « les engorgements récents et de nature purement inflammatoire se réduiront plus facilement que ceux qui datent d'un grand nombre d'années ou qui se sont développés sous une influence cancéreuse..... Si l'engorgement des ovaires est le résultat d'une violente inflammation ou d'un état congestionnel, on retirera aussi de cette médication des effets plus ou moins salutaires. » P. 243 : après avoir préconisé les douches contre les chutes de la matrice, on peut, dit M. Barthez, les remplacer par de simples irrigations faites à l'aide du clysopompe, pendant le bain. Ce moyen lui paraît indiqué encore dans la suppression des règles, dans la stérilité ainsi que contre les engorgements de l'utérus.

M. Durand-Fardel (2) a employé ces eaux dans des cas d'érosions et d'engorgements du col, plus ou moins tuméfié, dur et déformé ; il les a prescrites en bains de piscine prolongés, en douches ascendantes rectales et vulvaires ; il a constaté une amélioration des fonctions digestives et de l'état des forces générales. Jamais il n'a vu que les érosions ou les déplacements fussent sensi-

(1) Voyez *Guide pratique des malades aux eaux de Vichy*, 1851 p. 170.

(2) *Lettres médicales sur Vichy*, 1855, p. 149.

blement modifiés par le traitement lui-même ; le résultat de son action directe est une tendance à la résolution de l'engorgement. L'état hystérique constitue une contre-indication. Quand la malade n'a encore subi aucun traitement local, les accidents utérins empirent, même dans les cas les plus chroniques. Les eaux de Vichy ne sont aptes à constituer ici qu'une médication générale.

Les citations que je viens de faire et les passages des divers auteurs que je viens de rappeler, malgré le vague du diagnostic, dans un grand nombre de cas, témoignent cependant de l'efficacité des eaux alcalines et en particulier de celles de Vichy, contre certaines affections chroniques de l'utérus.

Peu de médecins ont cité des observations suffisamment détaillées ; et dans presque toutes, les éléments et les preuves de l'exactitude du diagnostic font défaut ; aussi me suis-je attaché, d'une manière toute particulière, à préciser les conditions morbides, locales ou générales, dans lesquelles j'ai eu recours à l'emploi des eaux de Vichy.

Parmi les affections chroniques de l'utérus, les engorgements et les phlegmasies chroniques de cet organe ont été, depuis un certain nombre d'années, l'objet de nombreux travaux et de discussions académiques. Une première difficulté consiste à différencier et à bien caractériser ces divers états morbides. L'*engorgement* de la matrice doit-il être conservé dans le cadre nosologique des affections utérines, et forme-t-il une maladie distincte? N'est-il, au contraire, qu'un symptôme de la métrite ou d'une autre affection de l'utérus, telle que les polypes, les corps fibreux? La *métrite chronique* se reconnaît-elle à des caractères précis, et se présente-t-elle toujours sous la même forme?

Les observations que je vais rapporter m'ont conduit à admettre que l'*engorgement* de la matrice ne constitue sans doute pas une maladie essentielle ; il est l'expression anatomique d'un état morbide, qui peut être primitif, suite d'hyperhémie, ou la conséquence d'affections diverses. Il est fréquemment le résultat de la métrite, mais il peut en être complétement indépendant. Au point de vue thérapeutique, la distinction entre ces états pathologiques est importante. Or, si l'engorgement simple, non inflammatoire, de l'utérus est généralement facile à reconnaître, il n'en est pas toujours ainsi de la métrite chronique. Il règne encore bien du vague dans les descriptions que les auteurs ont données de cette maladie. Aussi ai-je cherché dans l'observation les caractères propres à cette forme morbide, ou plutôt aux différentes formes que cette affection peut présenter.

L'incertitude qui existe sur plusieurs points de la pathologie utérine m'a entraîné, malgré moi, dans des développements pathologiques qui eussent été plus courts, si la science m'eût paru plus fixée à cet égard. C'est cette incertitude qui a produit la confusion dans les expressions employées par différents médecins pour désigner une même maladie ou des états morbides différents. Afin d'éviter cette cause d'erreur, je citerai les faits particuliers sur lesquels je me suis appuyé pour établir le diagnostic des diverses affections de l'utérus, et indiquer les conditions dans lesquelles le traitement par les eaux de Vichy est applicable.

Ces observations montreront comment cette médication a agi, d'une part, contre les engorgements simples, et de l'autre, dans les engorgements phlegmasiques de la matrice. Elles feront voir que, dans le premier cas, les déplacements et les inflexions, ainsi que les érosions du col de l'utérus, ont souvent été favorablement modifiés eux-mêmes, en même temps que la tuméfaction dont ils paraissaient être la conséquence. Elles établiront que les phlegmons péri-utérins et les péritonites partielles hypogastriques, fréquemment liés à l'existence de la métrite chronique, ont guéri le plus souvent sous l'influence de ce traitement.

Quelques faits permettent d'espérer qu'en combattant certaines causes de stérilité accidentelle, l'emploi des eaux de Vichy rend possible une nouvelle conception.

DE L'EMPLOI
DES EAUX DE VICHY

DANS LES

AFFECTIONS CHRONIQUES DE L'UTÉRUS.

Au milieu des recherches dont les eaux de Vichy ont été l'objet depuis quelques années, il n'a pas été fait une mention assez spéciale de l'efficacité de ces eaux appliquées au traitement de certaines maladies chroniques de l'utérus. A part les cas où les eaux de Vichy paraissent exercer une action chimique, comme dans la gravelle urique, ou bien une action spéciale sur les fonctions du foie (et c'est là sans doute leur mode d'action le plus général), il est reconnu par une expérience déjà vaste et ancienne que leur emploi convient aux affections chroniques où domine le symptôme de l'engorgement : de là ces dénominations d'eaux fondantes, résolutives, appliquées par les anciens médecins aux eaux alcalines, dont Vichy offre le type le plus parfait (1).

(1) Dans son remarquable *Traité des eaux minérales* (*Theoret. pracktisches Handbuch der allg. und spel. Heilquellen-lehre*, Berlin, 1845), t. II, p. 886, Vetter assigne ce caractère typique aux eaux de Vichy, non pas autant, dit-il, à cause de leur richesse en bicarbonate de soude qui y entre, comme on sait, dans la proportion de 5 grammes environ par litre, chiffre presque atteint à Bilin et dépassé à Tarasp (Suisse), qu'en raison de la faible quantité des autres sels qu'elles renferment.

Dans son *Traité sur les eaux de Vichy*, M. Petit avait posé, il est vrai, l'indication de ces eaux pour les métrites chroniques (1); mais notre regrettable confrère était entré dans peu de développements à ce sujet et n'avait cité qu'une seule observation. Aussi la question pouvait-elle paraître indécise à bien des médecins; elle dut le devenir plus que jamais, lorsqu'un autre de nos confrères de Vichy vint déclarer à la Société d'hydrologie médicale (2) que, dans les maladies de l'utérus, ces eaux « ne constituaient qu'une médication supplémentaire, qu'elles n'agissaient ordinairement que comme médication générale... »

Ces conclusions sont bien éloignées de celles qu'une pratique de quatre années m'a permis de tirer de nombreux faits recueillis avec soin.

Aujourd'hui, c'est seulement à l'aide d'observations précises qu'il me semble possible de procéder à l'étude encore si peu avancée de bien des questions de thérapeutique hydro-thermale. Les généralités ne peuvent plus être acceptées par le public médical, trop souvent abusé; c'est avec raison qu'il demande les faits qui ont servi de base à une affirmation, afin de les soumettre au contrôle de son propre jugement. Je produirai donc le plus sommairement possible toutes celles de mes observations qui sont suffisamment complètes. On verra que le traitement que nous avons mis en usage à Vichy a eu des résultats bien caractéristiques et bien différents, selon les cas morbides soumis à son action.

Dans une première catégorie de faits, le succès est

---

(1) Voyez *Traité sur le mode d'action des eaux de Vichy*, p. 153.
(2) Voyez *Gazette hebdomadaire*, 1855, n° 7.

presque constant ; l'insuccès est tout aussi manifeste dans une seconde série de faits assez semblables en apparence aux premiers, mais où une observation attentive permet de saisir une différence importante. C'est contre les engorgements indolents de l'utérus, si communs à la suite de couches ou d'avortements, que cette médication a montré surtout son efficacité ; lorsqu'au contraire, outre l'engorgement, il existait encore des symptômes de métrite subaiguë ou chronique, ce traitement a été le plus souvent insuffisant ; en général, il n'a procuré qu'une amélioration légère ou momentanée, bientôt suivie du retour de la plupart des accidents.

Il est nécessaire de chercher avant tout à bien fixer nos idées sur la nature de ces deux états pathologiques.

CHAPITRE PREMIER.

DES ENGORGEMENTS DE L'UTÉRUS.

Je me suis servi et je me servirai souvent, dans le cours de ce travail, du nom d'*engorgement de l'utérus*. Or, quel est le sens précis que nous lui attribuons ? Doit-on admettre avec *Busch* (1) que « l'engorgement de la
» matrice constitue une *forme morbide spéciale*, ayant,
» il est vrai, le plus souvent, son point de départ dans
» une inflammation chronique, *mais pouvant se montrer*
» *sans elle.* »

Faut-il, au contraire, avec la plupart des auteurs français et étrangers, considérer cet engorgement

---

(1) *Das geschlechtsleben des weibes in physiol., pathol., und therap. Hinsicht.* Leipzig, 1841, voyez t. III, p. 744.

comme un simple symptôme de métrite chronique? C'est ainsi qu'il semble avoir été envisagé dans le traité le plus classique des maladies de l'utérus (voyez *Traité pratique* de madame Boivin et Dugès, 1833, t. II, p. 272) : « ... Quant à l'hypertrophie (nom qui est pris par bien des auteurs comme synonyme d'engorgement), en la supposant essentielle, encore faut-il admettre qu'elle est sous la dépendance d'une excitation, d'une irritation quelconque : *en quoi cela diffère-t il du dernier degré de la métrite?* » Dans un excellent livre publié cette année même à Vienne sur les maladies des organes génitaux de la femme (*Lehrbuch der Krank. der Weiblichen Sexualorgane*), le professeur Scanzoni de Wurtzbourg ne consacre point de chapitre spécial à l'engorgement, qu'il confond dans un même titre, sous le nom d'*Infarctus chronique*, avec la métrite chronique.

Les histoires de malades que nous rapporterons montrent que souvent la maladie a débuté à une époque plus ou moins éloignée d'une couche, lentement, presque insensiblement et sans aucun symptôme qui permette de reconnaître l'existence d'une inflammation même chronique de l'utérus.

Kiwisch professe également (voy. *Klinische vorträge über specielle Pathol. und Therap. der Krankheiten des Weiblichen geschlechtes*, Prag., 1845, p. 484) que l'engorgement de l'utérus, qui est symptomatique ou idiopathique, peut dépendre d'une inflammation ou simplement d'une stase sanguine. L'engorgement de l'utérus ne doit donc pas être confondu avec la métrite chronique. Il peut être le produit, le reliquat d'une phlegmasie ou provenir d'une simple congestion. Il peut encore résulter d'une autre condition ; les recherches microscopiques de

Heschel, de Rokitansky, de Virchow, de Retzius ont suffisamment établi que l'involution physiologique de l'utérus à l'état puerpéral se fait par une métamorphose graisseuse, au moyen de laquelle s'opère la résorption de toutes ses parties constituantes ; son tissu se régénère ensuite par une nouvelle formation. Le docteur Mikschik, de Vienne, dans un Mémoire sur « quelques-unes des maladies qu'on observe à la suite des couches » (voy. *Zeitschrift der K. K. Gesellsch. der aertzte zu Wien*, cah. mars-avril 1856), a commencé à étudier la question des conditions qui empêchent cette régénération de se faire. « Jusqu'à présent il semble prouvé,
» dit-il, que les états puerpéraux morbides où l'utérus
» est imbu d'exsudats... en sont la cause la plus commune... Or, si cette régénération ne se fait pas, *l'uté-*
» *rus demeure à l'état de transformation graisseuse...*
» Alors, il reste *ordinairement plus gros* qu'il ne doit
» être (1). »

Un état de tuméfaction de la matrice peut donc être la conséquence de certaines conditions pathologiques (parmi lesquelles l'auteur cite une maladie de langueur, le développement de tubercules, etc.), qui font persister

---

(1) On ne connaît pas encore d'une manière exacte la loi d'après laquelle ces diverses transformations s'opèrent à l'état physiologique. Kölliker (voyez *Anatomie microscopique*, t. II, p. 454) s'exprime ainsi : « Dans la couche musculaire de l'utérus, l'atrophie des fibres contractiles joue évidemment le rôle principal. Celles-ci présentent, trois semaines après l'accouchement, un développement graisseux à leur intérieur, et ont la même longueur de 0,03''' que dans une matrice vierge; cependant, peut-être y a-t-il aussi résorption complète de certaines fibres musculaires. La muqueuse, sous la forme de la *decidua*, est complètement expulsée... Les procédés exacts suivant lesquels s'accomplit cette régénération unique en son genre ne sont pas connus; mais il est plus que probable qu'elle s'achève dans les deux ou trois mois qui suivent la couche... »

la métamorphose graisseuse et empêchent la reproduction du tissu propre de l'utérus.

On le voit, l'engorgement de cet organe peut résulter de causes diverses; il ne constitue pas, au point de vue scientifique, une seule et même maladie; c'est plutôt un état organique, dû à des éléments histologiques variables et incomplétement déterminés, état grossièrement caractérisé par l'augmentation de volume (1).

En traitant cette question, je ne puis omettre de rappeler l'opinion toute particulière qui a été émise à ce sujet par M. Velpeau, dans la célèbre discussion soulevée en 1849 à l'Académie de médecine, à l'occasion d'un travail de M. Baud, sur lequel j'aurai à revenir.

Le savant professeur de la Charité a commencé par dire qu'il ne croyait pas aux engorgements du corps de

---

(1) L'engorgement est défini une augmentation de volume et souvent de consistance dans un excellent article du *Dictionnaire de médecine de Nysten* (dixième édition, 1855, entièrement refondue par Littré et Robin). Selon ces savants auteurs, « l'engorgement est caractérisé par la présence de matière amorphe demi-solide ou liquide, qui a exsudé entre les éléments anatomiques qu'elle tient écartés. Cette matière porte le nom de sérosité, d'infiltration, lorsqu'elle est liquide ou demi-liquide; elle peut être claire ou demi-transparente, blanche ou jaunâtre, ce qui est dû à ce qu'elle tient alors en suspension des granulations moléculaires, *généralement graisseuses*. Cette matière peut être demi-solide; c'est ce qu'on voit surtout dans les portions de tissu devenues plus dures qui avoisinent les parties enflammées d'une manière aiguë ou chronique; elle est dans ce cas parsemée de granulations moléculaires, azotées et graisseuses, abondantes, avec ou sans *globules granuleux dits de l'inflammation*... Selon les conditions qui ont amené l'engorgement, il naît (surtout dans la matière amorphe) ou il ne naît pas des éléments fibro-plastiques qui, s'ajoutant à ceux qui existent normalement dans le tissu, font passer l'engorgement à l'état d'*induration chronique* ou d'*hypertrophie*. » Quand ces derniers éléments se rencontrent dans l'engorgement, c'est que celui-ci est en effet la conséquence d'une phlegmasie, et c'est alors seulement qu'il y a augmentation de consistance.

l'utérus (voy. *Bulletin*, séance du 9 octobre). La raison en est qu'il n'en avait jamais rencontré sur le cadavre ; ce sont des inflexions de l'utérus qui en ont imposé pour de prétendus engorgements. Cette opinion fut combattue par tous les chirurgiens qui prirent part à cette discussion ; il fut répondu à M. Velpeau que, si l'engorgement ne s'était pas trouvé sur le cadavre, c'est que, les femmes ne mourant pas de cette affection, les occasions d'en faire l'examen anatomique devaient se présenter rarement. M. Roux avait enlevé sur le vivant une matrice qui, à l'inspection la plus attentive, n'avait offert qu'un engorgement chronique. Tous les orateurs insistèrent, au contraire, sur la fréquence de cette affection. Que si l'on voulait arguer contre sa possibilité, de l'absence de tissu cellulaire dans le corps de l'utérus, M. Jobert fit remarquer qu'il y avait des vaisseaux sanguins, et que ceux-ci suffisaient pour produire cette altération. (Cette opinion est parfaitement confirmée par les recherches récentes ; ainsi dans l'article déjà cité (voy. *Dict. de méd. de Nysten*, Engorg.), M. Robin s'exprime ainsi : « Des notions incomplètes ou fausses sur les éléments anatomiques ou les tissus ont fait nier quelquefois l'engorgement, soit d'une manière absolue, soit dans les organes dépourvus de tissu cellulaire, mais à tort. » De l'examen des faits, M. Huguier conclut que, « entre l'inflammation de l'utérus et l'hypertrophie essentielle de cet organe, il existait une autre affection complexe, qui d'après son mode de développement, la nature des altérations qui la caractérisent, ne saurait prendre un autre nom que celui d'engorgement, expression qui ne préjuge rien, ne peut en aucune circonstance, jeter le praticien dans une fausse voie thérapeutique, et fait tout de suite connaître le cachet principal de l'affection. Non-seulement l'étude attentive des maladies de l'utérus met hors de doute l'existence et la fréquence des engorgements utérins, mais elle nous apprend qu'il en existe un grand nombre d'espèces... »)

Quant à l'interprétation donnée par M. Velpeau, de la tuméfaction si fréquente de la matrice, et qui ne serait, suivant lui, « qu'une apparence, produite par la » déviation et plus particulièrement par les inflexions » de l'utérus (1), » je ne pense pas que cette opinion ait été admise par les praticiens. J'ai pu me convaincre de la difficulté qui existe parfois à distinguer ces deux états, et je rapporterai une observation, la quarante-septième, où, guidé par l'avis de M. Velpeau, j'avais cru d'abord à une inflexion latérale du corps utérin ; je fus plus tard conduit à admettre qu'au contraire, la prétendue inflexion était constituée par un engorgement inflammatoire. Mais, aujourd'hui que l'éveil a été donné, les médecins qui ont quelque habitude du toucher vaginal, ne confondront pas le corps de l'utérus tuméfié, situé sur un même plan que le col (qui participe généralement à cette augmentation de volume), avec la tumeur formée par le corps de l'organe infléchi, auquel cas le doigt rencontre, entre cette tumeur et le col, un véritable sillon, une concavité qui suffira pour fixer le diagnostic. D'ailleurs cette difficulté, si tant est qu'elle existe, ne se présente que dans les engorgements du corps ; pour ceux du col, qui sont faciles à déterminer par le simple toucher vaginal, il n'y a point de doute possible.

(1) C'est ainsi que M. Velpeau a encore formulé son opinion dans la discussion soulevée cinq ans après, en 1854, devant la même Académie à l'occasion du rapport de M. Depaul sur le redresseur de M. Valleix (voyez *Compte rendu de la séance du 4 juillet* 1854).

M. Velpeau a encore insisté sur ce fait, que l'engorgement existe rarement ou même n'existe jamais isolé, sans quelques autres symptômes, ou sans qu'on puisse le rattacher à quelque affection dont il est la conséquence. Ici le savant professeur ne rencontrera sans doute plus d'opposition. Existe-t-il un engorgement essentiel de la matrice, ne dépendant ni d'une inflammation antérieure, aiguë, subaiguë ou chronique ; ni d'une stase sanguine ; ni d'un arrêt d'involution de l'utérus, à la suite d'une couche ; un engorgement sans mélange d'aucun autre élément, et avant tout de déviation ou d'inflexion, de granulations, d'excoriations ou d'ulcérations du museau de tanche ; de ramollissement ou d'induration ; d'écoulement provenant, soit de la cavité utérine, soit de la surface du col érodée ? Non, sans doute. L'engorgement n'est probablement que la conséquence d'affections diverses qui ont intéressé la matrice elle-même, ou qui, ayant leur point de départ ailleurs, ont retenti sur elle ; elle n'est que l'expression anatomique d'un état morbide d'origine variable, souvent consécutif à l'inflammation ; mais au milieu des autres éléments qui l'accompagnent, c'est elle qu'il est le plus facile de constater, le plus important de traiter ; c'est du moins ce que nous espérons démontrer par ce travail. L'engorgement de l'utérus est comparable, au point de vue de l'étiologie (bien qu'il n'y ait aucune similitude à établir entre un organe parenchymateux et une séreuse, organe d'enveloppe), à l'épanchement pleurétique qui est presque toujours le résultat d'une pleurésie. Quand la phlegmasie a complétement disparu, il reste son produit, qui constitue alors la maladie principale, la seule dont l'art ait à s'occuper. Mais l'épanchement n'existe pas seul ; la plèvre présente aussi des altérations diverses ; on trouve d'autres symptômes liés à la présence anormale du liquide et qui sont sous sa dépendance ; il y a, outre les signes fournis par l'auscultation et la percussion, l'oppression, la toux, etc. Et pourtant les médecins n'éprouvent aucun scrupule à désigner cet état morbide par le phénomène le plus caractéristique, celui qui entraîne les autres à sa suite, l'*épanchement*. Ainsi en est-il de l'engorgement de la matrice.

Nous verrons bientôt, par le détail des observations, qu'à l'engorgement de l'utérus est presque constamment lié un état de déviation ou d'inflexion de cet organe, l'antéversion bien plus communément que la rétroversion, et plus communément aussi que les différentes inflexions. Des avis divers ont été émis par les auteurs sur l'ordre de succession, sur le rapport de cause à effet qui peut exister entre ces deux phénomènes. Est-ce la déviation qui entraîne l'engorgement, ou bien est-ce au contraire celui-ci qui produit la déviation ? Pour ma part, je suis porté à admettre la dernière opinion comme étant l'expression la plus générale des faits ; j'en donnerai cette raison, c'est que j'ai vu maintes fois, à la suite d'une cure de Vichy, l'engorgement disparaître entièrement, tandis que la déviation persistait ; or, si la tuméfaction avait été la conséquence du déplacement, il est évident qu'elle n'aurait cessé qu'avec sa cause productrice, ou du moins que, celle-ci persistant, la tuméfaction se serait tôt ou tard reproduite, et ce n'était point le cas. Il est d'ailleurs bien aisé de concevoir comment l'utérus, qui à l'état normal présente déjà un certain degré d'inclinaison en avant, la femme étant supposée debout, doit, lorsqu'il devient plus volumineux et plus lourd, subir une exagération de cette inclinaison et tomber, en un mot, en antéversion.

Si la déviation n'est généralement que la conséquence de l'engorgement, parmi les symptômes qui l'accompagnent souvent, en est-il un qui ait plus d'importance et qui doive être cité avant lui, comme expression plus caractéristique de la maladie?

Lorsque M. Velpeau a voulu enlever à l'engorgement sa valeur, il a essayé de lui substituer les granulations du col. Mais n'est-il pas reconnu, par la plupart des chirurgiens, que celles-ci ne sont qu'un élément morbide et n'ont qu'une moindre importance? D'abord moins faciles à reconnaître, elles présentent d'infinies variétés de nombre, d'étendue, de coloration et de consistance. Les granulations sont-elles toujours identiques entre elles; représentent-elles une seule et même maladie? Formées le plus souvent par le boursouflement de follicules muqueux, dont l'orifice est obstrué, d'autres fois elles paraissent n'être que des bourgeons vasculaires. Est-il toujours facile de différencier ces deux états morbides de la muqueuse, qui ont entre eux une assez grande analogie d'aspect? Que de fois n'avons-nous pas vu de petites élevures mamelonnées de la membrane muqueuse, entièrement semblables aux granulations folliculaires, non saignantes comme les bourgeons qui résultent d'une vascularisation exagérée, succéder à des excoriations ou à des ulcérations du col, parfaitement comparables aux bourgeons charnus qui se développent à la surface d'une plaie en voie de cicatrisation (voy. Obs. 26, 27, 31, 41, 42). Les granulations sont d'ailleurs bien plus rares que l'engorgement, qui existe souvent sans elles; elles ne peuvent donc être considérées comme l'élément principal de la maladie.

J'en dirai autant des excoriations et des ulcérations, qui manquent fréquemment ; qui, dans les cas si communs d'engorgement indolent avec antéversion, doivent être souvent le résultat mécanique du frottement du col contre les parties plus ou moins résistantes avec lesquelles il entre en contact. De là l'insuccès de la plupart des médications dirigées contre ce symptôme, telles que les cautérisations répétées. Nous citerons des malades qui ont été cautérisées successivement vingt, trente et quarante fois pour des ulcérations du col (voy. Obs. 6, 10, 28), lesquelles ont guéri d'elles-mêmes sans que nous y ayons appliqué une seule fois la pierre infernale ou le feu, à mesure que la matrice, primitivement engorgée, revenait à son volume habituel, et que par conséquent ce frottement anormal du museau de tanche venait à cesser. Les écoulements, si variables par leur abondance, leur consistance, leur point de départ, ont évidemment une bien moindre valeur encore, comme élément fondamental dans ces affections chroniques de l'utérus. Je crois donc que ces différents symptômes n'ont pas l'importance que quelques médecins ont cherché à leur donner ; et que l'engorgement, si facile à constater, doit continuer à être considéré comme l'altération principale, celle qu'il importe surtout de traiter puisqu'avec elle disparaissent le plus souvent, du même coup, tous les symptômes secondaires de la maladie.

Une objection a encore été faite au sujet de l'engorgement de l'utérus. Cet organe est susceptible, a-t-on dit, ainsi que tous les autres, de variations nombreuses de forme et de volume, de coloration même, à l'état physiologique. Si le fait est constant, et il l'est, comment reconnaître le moment où commence la tuméfaction pathologique? La difficulté, ajoute-t-on, qui existe déjà hors l'état puerpéral, est bien plus grande encore à la suite d'une couche. Je n'ignore pas combien il y a d'incertitude sur ce point. Déjà en 1846, étant interne de M. Rayer, à la Charité, et un certain nombre de femmes atteintes de métrite puerpérale ayant été reçues dans son service, je cherchai à fixer mon opinion sur la loi du *retrait normal de l'utérus après l'accouchement*. Dans un mémoire que je publiai (voy. *Archives générales de médec.*, 1847) sur la *Métrite puerpérale idiopathique*, ou métrite franche des nouvelles accouchées, je montrais que, lorsque l'on consulte à ce sujet les auteurs des traités d'accouchements, on trouve peu de précision et surtout bien peu d'accord dans leurs indications. Selon Desormeaux, il faut, en terme moyen, douze à quinze jours pour que l'utérus revienne au volume qu'il avait avant la conception (art. Couches du *Dict. en 30 vol.*, t. IX); d'après madame Boivin et Dugès (*Traité des malad. de l'utérus*, t. 1, p. 35), il faut deux mois; d'après M. Velpeau (*Traité de l'art des accouch.*, t. II, p. 61, 2ᵉ édit.), il faut cinq, six ou huit semaines. Ingleby (*On uterine hemorrhag.*, p. 247) dit que la matrice dépasse d'abord un peu les dimensions qu'elle offre au troisième mois de la gestation; mais à quel moment précis présente-t-elle ces dimensions, et jusqu'à quelle époque les conserve-t-elle ? Madame Boivin et Dugès concluent, d'un grand nombre de citations en désaccord les unes avec les autres (1),

---

(1) « Vingt-quatre heures après l'accouchement, l'utérus n'avait que le volume du poing et ses parois deux doigts d'épaisseur dans un cas observé par Riolan. Rolfinck compare la grosseur de la matrice, au second jour des couches, à celle de la tête d'un enfant de deux ans. Tiedemann représente (*Icones nervorum uteri humani*) un utérus de six jours après l'accouchement, dont la longueur est d'environ 6 pouces 1/2, la largeur de 4. Deventer dit avoir trouvé la matrice

que « la rapidité de la diminution de l'utérus varie beaucoup chez les différents sujets. » Les recherches d'anatomie microscopique de Kölliker, que j'ai citées plus haut, établissent aussi combien est variable le temps nécessaire pour la régénération du tissu utérin à la suite de la couche, puisque le célèbre micrographe conclut qu'elle s'achève « très probablement en deux ou trois mois. »

Après avoir montré comment la règle du retrait normal de l'utérus n'était rien moins que précise, je posais cette question : « Les variations dans le temps nécessaire pour le retour au volume physiologique ne dépendraient-elles point quelquefois d'*états pathologiques* qui n'ont pas été suffisamment appréciés? La métrite, susceptible de revêtir des formes très diverses et de passer même facilement inaperçue, est peut-être la cause la plus fréquente de ces anomalies apparentes; et quand certaines formes de cette affection que nous allons signaler auront été mieux étudiées, nous avons lieu de croire que ce ne sera plus à des circonstances vagues et non définies, mais à l'inflammation elle-même de l'utérus que l'on rapportera, dans un certain nombre de cas, la cause du retard ou de la lenteur observée dans le retrait de cet organe. » Depuis qu'un grand nombre de cas de métrite subaiguë ou chronique et d'engorgements, suite évidente de ces phlegmasies, se sont présentés à notre observation, la question nous a paru devoir être résolue conformément à l'opinion que nous émettions il y a dix ans à titre d'hypothèse.

réduite au volume ordinaire le huitième ou le neuvième jour. Au contraire, Ruysch figure un utérus de trois semaines et demie après l'accouchement, qui a 5 pouces en longueur et 4 de largeur. Enfin, à six semaines, Bartholin trouve à la matrice la grosseur d'une pomme. » (Voyez Boivin et Dugès, *ouvrage cité*, t. I, p. 35.)

Quoi qu'il en soit de ces variations du volume normal de l'utérus avant et après une couche, il n'en est pas moins certain qu'avec un peu d'habitude du toucher vaginal, un praticien ne se trompera guère lorsque appelé à visiter une femme soit vierge de couches, soit plusieurs mois, souvent plusieurs années après un accouchement, il aura à prononcer si le col qu'il touche présente ou non un excès de volume. Qu'il y ait quelques cas douteux et qui seront différemment interprétés par divers médecins, nous ne le nierons point; mais y a-t-il en médecine bien des symptômes sur lesquels il n'y ait point d'incertitude possible. Certains signes fournis par l'auscultation, par exemple, ne sont-ils pas, dans quelques circonstances, sujets à des interprétations différentes, et ces difficultés exceptionnelles ou momentanées empêchent-elles de leur accorder dans l'immense majorité des cas, une valeur pathognomonique? Il en est de même lorsqu'il s'agit d'apprécier le volume et la consistance de l'utérus.

Le toucher seul pourrait quelquefois induire en erreur; mais nous montrerons, à l'aide de plusieurs faits, comment le spéculum, destiné à contrôler les données fournies par le toucher, a pu rectifier celles-ci (voy. Observ. 2, 5, 8, 13). En effet, si l'on a affaire à un engorgement mou du col, le doigt qui déprime aisément ces tissus ne donne pas la perception d'une augmentation de volume; au spéculum, la tuméfaction apparaît des plus manifestes. Aussi n'est-ce pas sans surprise que nous avons entendu, dans la dernière discussion académique sur les affections utérines (voy. *Compte rendu*, séance du 4 juillet 1854), un membre de l'Académie se plaindre de l'emploi trop fréquemment fait de ce précieux instrument. On ne concevrait une pareille opposition que dans les pays où cette pratique n'a pas encore reçu la sanction de l'expérience ; c'est ainsi que l'an dernier, à la Société médico-chirurgicale de Londres, les attaques les plus violentes ont été dirigées contre l'importation du spéculum ; M. R. Lee s'est particulièrement signalé parmi les opposants ; les excellents arguments invoqués par MM. Bennet, Acton, Locoke, n'ont pu prévaloir auprès de l'assemblée.

M. Chomel a établi « que les altérations de volume et de forme sont à peu près également accessibles à ces deux modes d'investigations, et que l'un d'eux sert souvent de moyen de contrôle pour l'autre..... Les médecins, ajoute ce professeur, qui ont pour principe et pour habitude de pratiquer ces deux modes d'exploration, toutes les fois que quelques signes, si obscurs qu'ils soient, appellent leur attention vers l'utérus, peuvent seuls dire combien de fois ils ont reconnu à l'aide de l'une ou de l'autre, ou des deux successivement, des maladies dont jusqu'alors on n'avait pas eu la pensée. (Voyez *Dict. de médec. en 30 vol.*, t. XXX, p. 215.)

Après ces préliminaires, indispensables pour montrer comment nous nous croyons fondé à admettre, avec la grande majorité des praticiens, un état morbide de l'utérus, qui est souvent la conséquence d'une métrite aiguë ou chronique, mais qui peut provenir de causes diverses ; essentiellement caractérisé par l'*engorgement*, à savoir l'augmentation de volume, accompagnée le plus souvent de déviations, d'inflexions, d'altérations diverses de la muqueuse du col, qui semblent être sous sa dépendance, nous allons produire nos observations. Elles établissent l'efficacité de la cure de Vichy contre cette affection chronique de l'utérus. Je citerai, ainsi que je l'ai dit, toutes celles qui, appartenant à cette première classe d'engorgements non inflammatoires, sont suffisamment complètes, quelle qu'en ait été l'issue. — Dans une seconde série, je rassemblerai celles où existe de plus un élément phlegmasique subaigu ou chronique ; on verra en quoi elles diffèrent des premières, sous le rapport symptomatique, et combien a été différent le résultat du même traitement.

PREMIÈRE SÉRIE.

ENGORGEMENTS NON INFLAMMATOIRES DE L'UTÉRUS.

Engorgements avec antéversion (1).

OBSERVATION 1re. — *Antéversion complète avec engorgement de l'utérus, excoriations et granulations du col : trente bains minéraux, avec irrigations faites dans le bain ; résolution de l'engorgement, diparition des excoriations et redressement de la matrice ; guérison durable.*

Madame J..., vingt-neuf ans, habitant Paris, d'une petite taille, d'une bonne constitution, nerveuse, toujours bien réglée, et ayant joui habituellement d'une bonne santé, s'est mariée il y a neuf ans. (Au dire du mari, homme d'une faible constitution, les rapports sexuels ont toujours été très modérés.) Trois mois après le mariage, madame J... fut atteinte, dit-elle, d'une inflammation d'intestins, caractérisée surtout par des douleurs lombaires, allant presque jusqu'à la défail-

(1) Dans le classement des faits particuliers, difficile sous plusieurs rapports, j'ai eu égard au genre particulier de déviation ou d'inflexion qui accompagne l'engorgement, bien que je ne lui attribue, ainsi que je l'ai dit plus haut, qu'une valeur secondaire ; mais ce symptôme est le plus souvent aisé à constater, et c'est même le premier sur lequel le médecin soit fixé par le toucher vaginal : c'est pour cette raison que je l'ai adopté pour les subdivisions.

lancée, avec constipation opiniâtre, presque pas de fièvre, et à la suite de laquelle elle eut pour la première fois des fleurs blanches (1). Tous les moyens employés pour combattre cette indisposition ont échoué. La malade a été à différentes eaux, entre autres, à celles de Louèche, où elle a fait usage des bains de piscine, le tout sans effet marqué. M. Nélaton a cautérisé, à deux reprises, l'intérieur de l'utérus, avec le nitrate d'argent, sans résultat. Il y a un an, M. le docteur Bécourt a introduit, par deux fois, de l'éponge préparée dans le col dans le but de faciliter une conception ardemment désirée ; toutes les injections possibles ont été faites sans qu'on parvint à tarir l'écoulement.

Madame J..., arrive à Vichy le 21 juin 1853, au moment d'une époque menstruelle.

Le teint est pâle, assez clair ; les joues sont assez pleines ; dans les carotides on entend seulement se transmettre les bruits du cœur, sans souffle. Il n'existe ni gastralgie, ni céphalalgie habituelle. La marche ordinaire ne fatigue pas la malade ; mais quand elle monte un peu vite les escaliers, elle éprouve dans la région lombaire une douleur sourde, une sorte de brisement ; elle ressent assez souvent un point douloureux dans le bassin, au voisinage de l'articulation sacro-iliaque gauche, et en outre un prurit très vif au pubis ; mais elle ne souffre point du bas-ventre. Elle se plaint d'avoir presque constamment froid aux jambes, et surtout d'une constipation opiniâtre. L'écoulement leucorrhoïque persiste, peu abondant, tachant à peine le linge ; la santé est du reste satisfaisante.

25 juin. La menstruation a cessé depuis deux jours ;

---

(1) J'appris plus tard que, peu après, cette dame, dans la pensée d'une grossesse commençante, avait été consulter une sage-femme en renom ; celle-ci l'examina, lui dit qu'elle avait seulement la matrice abaissée, et lui fit porter pour y obvier un appareil mécanique.

la malade a commencé l'usage des bains de l'Hôpital et de l'eau du puits Lardy (deux verres par jour, fractionnés).

27. Elle se trouve bien de l'usage des eaux, auxquelles elle attribue la cessation de la constipation. Je passe à l'exploration de la matrice; au toucher, je constate que le corps de l'utérus se rencontre presque horizontalement couché, appuyant par le fond sur la vessie; le col se trouve très haut et en arrière sur le rectum qui, au-dessus de lui, est distendu par des matières (fécales) durcies. Le col paraît un peu ramolli et augmenté de volume. Au spéculum, c'est la lèvre antérieure qui s'aperçoit seule d'abord; en faisant basculer l'instrument, le col finit par s'y engager. Il est volumineux et remplit l'ouverture (large) du spéculum; sa surface tendue, dépressible, de teinte rosée, ne présente point de sensibilité anormale à la pression. L'orifice est plus largement fendu qu'il ne l'est d'ordinaire chez une femme qui n'a pas eu d'enfant; ses bords, légèrement excoriés, d'un rouge plus vif que la muqueuse voisine, représentent comme les deux lèvres de l'orifice buccal. Une bave muqueuse, épaisse, d'un blanc verdâtre, pend à l'orifice, sans se prolonger à l'intérieur; quelques petits points granuleux se remarquent çà et là sur le col; le vagin est sain. Il existe de fréquents besoins d'uriner.

Je joins à l'usage des bains des injections à l'eau blanche, et je recommande de garder le plus possible le repos.

A partir du 1ᵉʳ juillet, les bains pris de deux jours l'un à l'Hôpital, sont remplacés par des bains quotidiens au grand établissement. (Madame J... boit quatre verres par jour d'eau du puits Lardy.)

4. L'engorgement du col a évidemment diminué; je puis le circonscrire avec le doigt porté toujours très haut en arrière; le corps de l'utérus, qui pèse toujours en

avant, me semble avoir conservé toute son augmentation de volume. Léger catarrhe. Ventre libre.

5. Sans cause connue, la malade éprouve un spasme nerveux, qui a débuté par un refroidissement des extrémités et par du vertige. Le soir, elle accuse du picotement dans la région de l'hypogastre et de l'aine gauche, où il n'y a rien de perceptible à l'extérieur. (Traitement continué.)

11. Au toucher, je trouve le col dur, à peu près revenu au volume normal, le corps toujours engorgé et la déviation persiste au même degré. Je cherche, en accrochant le col avec l'index, à redresser l'utérus, auquel je n'imprime ainsi qu'un très faible mouvement. La malade éprouve une légère crise nerveuse, caractérisée par une imminence de syncope, avec mouvements convulsifs des bras, grande pâleur, et enfin issue de larmes.

16. Retour des règles. — 19. Madame J... reprend l'usage des bains, la boisson a été continuée.

22. Je trouve aujourd'hui le col très dur, toujours en arrière et très haut ; le corps, aussi comme induré, est peut-être diminué de volume, l'antéversion persiste. Je redresse momentanément, à l'aide d'un seul doigt, l'organe dévié, mais je ramène ainsi une crise nerveuse.

23. J'ajoute au traitement les *irrigations faites dans le bain* à l'aide d'un cylindre de 80 centimètres de haut, auquel s'adapte une canule en caoutchouc.

25. Sur l'avis de M. Hervez de Chégoin, l'état de la malade étant toujours le même, je prescris pour le soir des onctions sur les aines, avec la pommade belladonée (au 8e).

27. Les irrigations ont été faites durant quatre jours et les onctions deux fois. Ce matin, le corps de l'utérus est tout aussi dur et gros ; le col, remonté plus haut qu'auparavant, est difficile à atteindre, complétement mou, sans tuméfaction ; je cherche à l'accrocher, mais il cède ; suit une crise nerveuse, avec syncope.

30. Les irrigations, les onctions ont été continuées, avec les bains (madame J... a pris aujourd'hui le trentième). Je trouve l'utérus redressé; je ne sens plus le corps en avant, le col est presque vertical et dans sa situation normale, sa consistance est un peu molle. Au spéculum, je constate que les excoriations du pourtour de l'orifice ont disparu; la teinte en est rosée, il s'en écoule un peu de mucus limpide. L'état général est des plus satisfaisants. Madame J... quitte Vichy. Au mois de mai 1854, j'apprends que la guérison s'est parfaitement maintenue; madame J... a dansé tout l'hiver, sans plus éprouver aucune incommodité. Le médecin traitant a examiné récemment la malade au spéculum, pour achever de la tranquilliser, et a trouvé la matrice dans les conditions les plus normales. Cet état continue encore au mois d'avril 1857.

J'ai cité cette observation avec quelque détail, parce qu'elle me semble pouvoir servir comme de type pour les cas si fréquents d'engorgement avec antéversion, sans élément inflammatoire actuel. Ici l'engorgement du col ainsi que du corps de l'utérus était des plus manifestes; on ne pouvait songer à aucune inflexion, l'organe étant aisément circonscrit par le doigt : d'inflammation, il n'y en avait point; de phlegmon, pas davantage, car le signe pathognomonique de ce dernier faisait défaut, à savoir la douleur à la pression dans un point circonscrit de l'organe.

L'engorgement était très prononcé et datait de loin sans doute; la déviation était-elle de date plus récente? Il est permis de le supposer, puisqu'aucun des médecins antérieurement consultés n'en a fait mention. L'affection était compliquée d'excoriations au pourtour de l'orifice.

Quelle semble avoir été ici l'action du traitement employé? La malade avait pris à peine dix bains que déjà je notais une diminution de volume du col ; sept jours après il était revenu au volume normal. Après vingt-deux bains, l'engorgement du corps lui-même commence à se résoudre ; mais la déviation persistait tout entière. C'est alors que j'ajoutai au traitement les irrigations dans le bain, sur la valeur desquelles je reviendrai ; au bout de huit jours, l'utérus s'est redressé et le dégorgement paraît complet, du moins pour le col, car il n'était plus facile de juger de l'état du corps.

Faut-il attribuer quelque part dans la guérison aux onctions belladonées? Je n'oserais trancher la question ; cependant je ferai observer qu'après des onctions répétées deux jours de suite, j'ai trouvé l'antéversion peut-être plus prononcée que jamais. Je le demande aux praticiens habitués à traiter ce genre d'affections, ont-ils obtenu la guérison d'états semblables en aussi peu de temps par l'emploi d'autres moyens? et qu'on veuille bien le remarquer, la guérison a été ici non pas temporaire, mais durable.

Je vais rapporter une observation qui offre avec la précédente une assez grande analogie.

OBSERVATION 2. — *Antéversion avec engorgement et excoriations du col : dix-sept bains avec irrigations ; guérison.*

Madame F..., de B... (Puy-de-Dôme), vingt-sept ans, d'une haute taille, d'une bonne complexion, lymphatico-nerveuse, a eu quatre couches assez rapprochées et assez heureuses ; après la première seule, elle a nourri son enfant ; la deuxième couche eut lieu il y a cinq ans, la troisième remonte à trois ans, la quatrième date de cinq mois. A partir de cette dernière, la fatigue, qui s'était fait sentir à la suite de la troisième couche, a beaucoup augmenté; madame F... s'est trouvée dans l'impossibilité de faire de longues marches; elle a ressenti des tiraillements douloureux dans le côté droit du bas-ventre et dans l'aine, jamais dans les reins. Elle a été sujette, autrefois plus que maintenant, à de fréquentes envies d'uriner. Elle a, en outre, des crises qui durent jusqu'à vingt-quatre heures, et pendant lesquelles elle éprouve, avec des crampes d'estomac, des douleurs qui, des côtés, descendent vers le bas-ventre; elle remarque alors du sable dans son urine. Les digestions sont assez bonnes.

Elle arrive à Vichy le 2 août 1855 : au toucher, je trouve le col de l'utérus en arrière assez haut; il ne paraît pas sensiblement augmenté de volume; mais le corps, que l'on sent directement en avant et en haut, semble tuméfié. (L'examen au spéculum répugne à la malade.)

Je lui prescris des bains, tiers minéraux, avec irrigations de dix minutes dans chaque bain; pour boisson, cinq demi-verres (500 grammes) d'eau de l'Hôpital.

8. Elle a pris quatre bains avec irrigations à l'aide du cylindre. Elle a ressenti, ces derniers jours, les douleurs de bas-ventre, qu'elle n'éprouvait plus depuis quelque temps.

Je procède au toucher : je trouve le col à peu près dans l'axe du petit bassin, mais haut et encore dirigé un peu en arrière; à sa surface antérieure, le doigt sent quelques inégalités, surtout à droite; au spéculum, je reconnais, à la lèvre antérieure, un demi-cercle rouge avec deux points d'un rouge plus vif, assez symétriquement placés des deux côtés; l'orifice lui-même est sain. Ce qui me frappe surtout, c'est la turgescence du col, qui est évidente à l'œil, tandis qu'elle l'était peu au toucher.

13. La malade a pris onze bains : son état s'est « beau» coup amélioré; la marche la fatigue bien moins. Elle

» se trouve toujours mieux après les irrigations que
» lorsqu'elle prend son bain sans y ajouter cette pra-
» tique; elle en a fait l'essai. » La leucorrhée a cessé.
L'urine ne dépose pas. J'ai fait boire, en dernier lieu,
de l'eau Lardy à la malade ; elle se trouve fortifiée.

19. Elle a pris dix-sept bains : elle ne souffre plus
du tout. La gastralgie, dont elle a éprouvé quelques
atteintes, n'a pas reparu ; la marche est entièrement
libre.

Je trouve aujourd'hui le col moins haut; les inégalités perçues du côté droit ont disparu. Sa consistance
paraît molle. Le corps de l'utérus, que l'on sentait en
avant, ne s'y rencontre plus. Cette dame quitte Vichy
dans l'état le plus satisfaisant.

Il s'agit ici d'une affection moins ancienne et moins
prononcée que dans le cas précédent; aussi la résolution de l'engorgement, et par suite le redressement de
l'utérus, ont-ils eu lieu plus promptement. Cette
malade présente un exemple de la coïncidence assez
fréquente de la gravelle urique avec les affections de
matrice qui obligent les femmes à un repos plus ou
moins absolu, et le défaut de mouvement est, on le
sait, une cause occasionnelle de la gravelle chez les
sujets prédisposés. Dans ce cas comme dans bien d'autres, le spéculum a, non pas confirmé, mais rectifié le
résultat incertain du toucher.

Voici ce que m'écrivait la malade le 17 mars 1856
(sept mois après la fin de la cure) :

« ..... Non-seulement le mieux que j'éprouvais à mon
départ de Vichy s'est maintenu, mais depuis lors ma
santé s'est encore améliorée. J'ai surtout senti l'effet des
eaux un mois ou deux après mon retour; les crampes
d'estomac, les tiraillements dans le côté droit que j'avais

autrefois fréquemment, et souvent assez forts pour m'obliger à garder le lit quelques jours, ont disparu, ou si parfois je ressens plutôt un malaise que des douleurs, je suis sûre de le faire céder au moyen d'injections. Mon appétit est devenu meilleur...

» Il me serait difficile de préciser l'époque du début de ma maladie. J'avais eu deux enfants sans que ma santé en fût dérangée, lorsque, enceinte d'un troisième, je fis une promenade en voiture. Le cheval s'emporta et la voiture allait rouler dans un précipice, je sautai à bas. La secousse fut violente; je n'éprouvai cependant aucune douleur sur le moment : je fis même 3 à 4 kilomètres à pied. Le lendemain j'eus un violent mal d'estomac, puis cette douleur descendit dans le ventre; ce furent des souffrances atroces. Je me remis pourtant, et la fin de ma grossesse fut très heureuse. Mais un mois ou deux après mes couches, j'eus des crampes d'estomac, des douleurs dans les côtés qui revenaient sans le moindre écart de régime, sans aucune imprudence. Ces douleurs étaient semblables à celles que j'avais ressenties le lendemain de mon accident, et c'est cette similitude qui me porte à attribuer la cause de ma maladie à cet événement...

» Avant d'essayer des eaux de Vichy, j'avais consulté plusieurs médecins, qui avaient tous traité ma maladie de gastralgie, d'affection nerveuse... Ce traitement est le premier qui ait produit sur moi un bon effet; jusque-là je n'en avais éprouvé aucun de tous les remèdes qu'on m'avait prescrits. »

OBSERVATION 3. — *Antéversion avec engorgement considérable du col de l'utérus, suite de couches; guérison par une cure de Vichy.*

Madame la comtesse de ....., Paris, vingt-quatre ans, petite, d'une très bonne constitution, douée d'un degré d'embonpoint et de fraîcheur indiquant la meilleure santé, a présenté pourtant, comme jeune fille, quelques symptômes de chlorose. Accouchée il y a six mois de son premier enfant (qu'elle ne nourrit point), il lui est resté de sa couche un peu de faiblesse, qui se fait sentir surtout après la marche, jointe à des tiraillements douloureux dans les reins et à une sensation de pesanteur dans le bas-ventre...

Cette dame étant venue à Vichy au mois de juillet 1855 pour y accompagner son mari, je fus consulté par elle pour savoir si elle pourrait mettre son séjour à profit. Elle n'avait encore suivi aucun traitement. Je l'examinai et je constatai une antéversion avec engorgement considérable de la matrice. Le col se trouvait très haut en arrière, difficile à circonscrire, très gros, mais insensible à la pression; le corps se sentait vaguement, vu sa grande hauteur, en avant, derrière le pubis. Au spéculum, le col était si gros, qu'il ne put s'engager dans l'ouverture, quoique large, de l'instrument; je l'aperçus tuméfié, d'un rouge intense, sans autre altération de la muqueuse, mais baigné dans un muco-pus épais et abondant. La marche, la station debout, fatiguaient beaucoup la malade, qui se plaignait aussi d'inappétence et de gastralgie.

Je lui fis prendre des bains demi-minéraux avec irrigations, et boire chaque jour trois à quatre demi-verres d'eau du puits Lardy.

Elle quitta Vichy après avoir pris une vingtaine de bains; la tuméfaction du col avait déjà diminué et la malade se sentait un peu plus de force.

Au mois de février 1856, j'eus de ses nouvelles : il me fut dit « que sa santé était très bonne, qu'elle marchait facilement. » Je la revis au mois de juillet dernier à Vichy, où elle accompagna encore son mari. J'appris d'elle que ses anciennes douleurs de reins avaient effectivement cessé, et je pus me convaincre que l'utérus avait repris une position normale, et que le col était sensiblement revenu à son volume ordinaire. Mais il s'était fait dans l'état de cette dame une modification fâcheuse, de l'ordre plutôt moral que physique; elle était devenue d'une impressionnabilité extrême. Sujette, sans cause sérieuse, à des impatiences ou à des accès de tristesse, elle restait le plus souvent plongée dans un état de langueur. Je lui conseillai de ne point faire usage des eaux de Vichy, dont je ne voyais plus aucunement l'indication.

OBSERVATION 4. — *Hypertrophie notable du col de l'utérus antéversé (accidents remontant à sept ou huit ans); suppression des règles depuis quinze années : trente bains avec irrigations et lavements d'eau minérale; cessation de tous les accidents et retour des menstrues.*

Madame D..., de Paris, trente-cinq ans, grande, d'une forte complexion, d'un tempérament sanguin-nerveux, n'a jamais été bien réglée, et a cessé de l'être dès l'âge de vingt ans, à la suite d'une grande frayeur éprouvée pendant la menstruation. Cette dame n'a jamais eu d'enfant. Elle fait remonter à sept ou huit ans l'affection de matrice dont elle est atteinte, et qu'elle attribue à l'action d'avoir soulevé un poids très lourd; elle ressentit comme un lumbago, et depuis elle n'a jamais cessé de souffrir des reins. Elle se plaint, en outre, de pesanteur au bas-ventre; la marche est gênée; il existe une constipation opiniâtre en même temps que des envies fréquentes d'uriner. M. Amussat l'a cautérisée, plusieurs fois, pour des ulcérations, à l'aide du nitrate d'argent.

Venue à Vichy le 15 juin 1855, je procède à son examen, et je reconnais, au toucher, que le col est très haut, en arrière, difficile à atteindre, insensible. Cependant il se présente aisément au spéculum (le décubitus horizontal faisant sans doute cesser l'antéversion constatée pendant la station); il n'existe ni ulcération, ni rougeur au col; mais celui-ci forme une masse arrondie, lourde, tuméfiée, que l'instrument ne parvient pas à embrasser entièrement.

Madame D... est soumise à l'emploi des bains, avec irrigations, au moyen du cylindre, d'un quart d'heure de durée; elle prend, en outre, chaque matin, un lavement d'eau minérale. Elle boit enfin de trois à quatre verres d'eau de l'Hôpital, ensuite du puits Chomel, la première ayant causé quelque fatigue à l'estomac. . .

(Je supprime le détail du traitement).

Elle prend successivement jusqu'à trente bains, sans en ressentir aucune fatigue. Le brusque départ de cette dame m'empêcha de la soumettre à un nouvel examen. Mais je la revis au mois de mars 1856, à Paris, et voici les renseignements que je reçus d'elle. Ce ne fut pas à Vichy, ni immédiatement après, mais quelques semaines après la cessation de la cure, qu'une amélioration remarquable commença à se faire dans son état, et cette amélioration a toujours été en augmentant. Il n'existe plus aujourd'hui ni pesanteur dans le bas-ventre, ni douleur de reins; la marche, qui amenait toujours une extrême lassitude, est parfaitement libre. Les règles sont revenues, et ont reparu régulièrement. Enfin madame D... se regarde comme guérie d'une affection qui datait de près de huit années, et qui avait résisté à une foule de médications, aux cautérisations, à l'hydrothérapie et aux bains de mer.

Cette observation me semble encore des plus concluantes. L'engorgement avec antéversion de l'utérus était ici des plus manifestes; il était compliqué, et entretenu peut-être par une aménorrhée qui remontait à quinze ans. Cependant le traitement de Vichy, prolongé et aussi complet que possible, triompha du mal;

ce n'est pas pendant la cure même, sous l'influence de conditions hygiéniques particulières, mais plusieurs semaines après avoir cessé l'usage des eaux, qu'une amélioration notable commence à se faire sentir et fait ensuite des progrès incessants. Ce n'est pas seulement la résolution de l'engorgement qui paraît avoir été obtenue, mais les règles reparaissent et reviennent régulièrement.

OBSERVATION 5. — *Antéversion avec rétroflexion du col mou, excorié, variqueux : douze bains minéraux, avec irrigations ; eau alcaline et ferrugineuse de Cusset ; les douleurs vives, qui semblent se rattacher à l'existence d'un phlegmon pelvien, disparaissent complétement ; la déviation persiste.*

Madame F..., de Cusset, vingt-deux ans, blonde, de tempérament lymphatique, très nerveuse, d'assez bonne complexion, toujours bien réglée, mariée au commencement de 1853, est accouchée à la fin de janvier 1854 d'un enfant à terme et bien portant. La couche a été heureuse et douze jours après sa délivrance, madame F... se levait, faible, mais ne souffrant pas.

Au bout de dix jours, elle commença à ressentir dans le côté droit du ventre une douleur qui alla toujours en augmentant ; elle en éprouvait également dans le bas-ventre, point dans les reins. La marche cause une fatigue extrême, le moindre choc du pied contre un pavé répond douloureusement dans le bassin. Quand la malade se couche sur le côté gauche, elle éprouve des tiraillements dans le côté droit ; couchée sur celui-ci, elle souffre encore, elle ne repose bien que sur le dos, les jambes étendues ; sa souffrance est calmée par cette position, mais non entièrement enlevée. Elle est sujette à un écoulement blanc qui n'existait point avant ses couches. Les règles ont reparu, pour la première fois, trois mois après la parturition.

La malade se présente à moi le 5 juin 1854, trois mois et demi après le début des accidents, et je constate l'état suivant. Le doigt porté dans le vagin rencontre le col de l'utérus très haut, en arrière, tandis que le corps pèse directement en avant. Le col, dont les lèvres sont assez largement séparées, est mou, indolore ; au spéculum, il présente un développement un peu plus considérable qu'à l'état normal ; il est rosé, recouvert de mucosités blanches, épaisses ; on distingue à sa surface des veines d'aspect variqueux. Il existe au bord supérieur de la lèvre antérieure un petit liséré fin, d'un rouge vif, qui contourne toute la lèvre jusque près des commissures. Une bave transparente s'échappe de l'orifice. Le ventre est saillant, comme ramassé en boule vers l'hypogastre, indolore à la pression ; l'état général très satisfaisant.

Je prescris des bains demi-minéraux à Cusset, avec irrigations par le cylindre, et trois à quatre verres d'eau de la source Sainte-Élisabeth.

24 juin. La malade, qui a pris un bain tous les deux jours, dit se trouver déjà bien mieux ; elle a pu venir à pied à Vichy, distant de 3 kilomètres, ce qui lui était tout à fait impossible auparavant.

Au toucher, je trouve le col encore très haut, dirigé en arrière, manifestement infléchi dans ce sens. Je parviens à l'accrocher et à le faire descendre ; par cette manœuvre, le corps de l'utérus, qui pèse en avant, se redresse ; il en résulte quelque douleur de reins.

Je ne revois plus la malade que deux mois après, le 18 août. Elle a pris en tout une douzaine de bains minéraux avec irrigations, le dernier le 24 juin ; mais elle a continué à boire de l'eau alcaline ferrugineuse.

Elle ne souffre plus du tout ni du côté, ni du bas-ventre. Obligée qu'elle est de porter souvent son enfant, elle ressent de la fatigue et un peu d'endolorissement à l'épigastre ; mais elle se couche impunément sur l'un et l'autre côté. Les règles sont revenues deux fois d'une manière normale.

Je trouve le col encore très haut, un peu incliné en arrière ; le corps se sent toujours en avant, derrière le pubis. En m'aidant de la pression sur l'hypogastre, j'accroche et fais descendre, sans douleur, le col, dont les lèvres sont un peu molles ; le volume en est normal. Cette dame, se disant guérie, refuse l'examen au spéculum.

J'apprends, l'année suivante, qu'elle continue à jouir d'une bonne santé.

Voici un exemple d'une antéversion bien prononcée, compliquée de rétroflexion du col ; celui-ci est variqueux, excorié et présente une légère tuméfaction. La séparation un peu large des lèvres de l'orifice tient à l'époque relativement récente de l'accouchement. Mais les symptômes constatés par l'exploration de l'utérus éclairaient-ils suffisamment sur la cause première des accidents? Si les douleurs vives dépendaient de la déviation, comment ont-elles rapidement cédé, tandis que celle-ci persistait au même degré? Il n'y avait point de phlegmasie utérine. Il devait exister une altération située au delà des limites du toucher, quelque phlegmon développé dans la fosse iliaque droite? C'est là, en effet, que la malade a éprouvé ses premières et plus vives douleurs. Dans ce cas où l'affection était récente, il a suffi, comme on voit, d'une demi-cure pour faire cesser la souffrance.

OBSERVATION 6. — *Antéversion complète avec obliquité latérale, engorgement et ulcération du col, datant de cinq ans ; depuis trois ans, des cautérisations multiples ont été pratiquées sans résultat : vingt bains minéraux avec irrigations prolongées ; cessation de tous les symptômes morbides avec persistance de la déviation.*

Madame L..., de Paris, trente ans, petite, grasse, de tempérament lymphatique, à peau brune, système pileux très développé, est atteinte depuis cinq ans (1849) d'une maladie de bas-ventre, survenue à la suite d'une couche. Elle est en traitement depuis trois ans ; elle a été cautérisée avec la pierre infernale, avec le nitrate acide de mercure, avec le feu, pour une ulcération du col ; M. Velpeau a pratiqué vingt-sept cautérisations. Cette médication eut pour effet d'arrêter les pertes blanches, qui étaient abondantes ; mais ce fut là le seul avantage qu'elle en retira. Malgré le repos absolu auquel elle s'est soumise et d'autres cures encore, la marche reste toujours pénible ; elle ne peut se tenir debout sans souffrir de pesanteur dans le bas-ventre. Dès qu'elle est couchée, la douleur cesse complétement ; parfois pourtant elle réveille la malade durant la nuit. La douleur se fait surtout sentir dans les reins et dans le côté droit du bas-ventre. L'émission de l'urine est fréquente, la constipation opiniâtre ; la menstruation régulière.

Le 20 juillet 1854, je procède à l'exploration de l'utérus et je trouve le col haut, en arrière et à droite ; il est mou et présente une échancrure et de la sensibilité à la pression ; au spéculum, il est impossible de voir l'orifice utérin dirigé directement en arrière ; on n'aperçoit que la face antérieure (devenue inférieure) du col tuméfié. — Leucorrhée.

Je prescris des bains demi-minéraux et, pendant le bain, des irrigations à l'aide du cylindre ; en boisson, deux ou trois verres par jour d'eau de l'Hôpital.

Par suite de mésintelligence, elle alla prendre ses bains à l'établissement voisin de Cusset; elle en prit vingt en deux mois pour éviter, pendant les premiers temps surtout, la fatigue. Dans chaque bain, madame L... faisait usage du cylindre pendant une demi-heure environ, sans en être incommodée. Elle a bu régulièrement chaque jour deux ou trois verres d'eau de l'Hôpital, à laquelle j'ai substitué au bout d'un certain temps l'eau Lardy.

Sous l'influence de ce traitement il se déclara, à Vichy même, une prompte amélioration qui se soutint et augmenta, au point que bientôt la malade n'éprouva plus aucune douleur. A son départ, je ne pus l'examiner; mais, revenue aux eaux pour son enfant, elle m'apprend, le 15 juillet 1855, « qu'elle marche sans fa- » tigue, elle ne ressent plus de douleurs de reins. » Une fois ou deux seulement, elle a éprouvé « quelque » petite chose dans le côté droit. » La leucorrhée a cessé, — les règles sont toujours régulières, moins abondantes qu'auparavant, — l'état général est des plus satisfaisants.

Je demandai pourtant à pratiquer le toucher, et je trouvai le col toujours haut et en arrière, difficile à atteindre, dirigé horizontalement vers le rectum; mais les inégalités que j'avais reconnues, l'an dernier, n'existaient plus, non plus que l'hyperesthésie que j'avais constatée à l'échancrure. En m'aidant de la pression sur l'hypogastre, d'avant en arrière, je parvins à abaisser un peu l'utérus.

Madame L... a pris, pendant les trois semaines qu'elle a passées à Vichy, une douzaine de bains au grand établissement, et fait usage d'eau Lardy en boisson; à son départ, je n'ai pu répéter mon exploration.

Il existait, dans ce cas, une antéversion des plus prononcées, avec déviation latérale du corps utérin porté à gauche ; la douleur était ressentie parallèlement à l'aine dans la fosse iliaque droite, causée sans doute par la traction exercée sur le ligament large de ce côté. L'ulcération du col, combattue par des cautérisations multipliées, n'était probablement que la conséquence du déplacement et du frottement auquel l'orifice était soumis.

Ce qui est digne de remarque, c'est la disparition entière des douleurs sans que l'utérus ait repris sa position normale, puisque l'année suivante je trouvai encore l'organe pour ainsi dire horizontalement couché; il est vrai que l'obliquité avait cessé. Je suis porté à admettre que, sous l'influence résolutive du traitement externe et interne, l'engorgement utérin a diminué au moins assez pour que l'organe pût reprendre sa situation médiane. L'ulcération, qui était considérable au début, puisqu'elle se traduisait au doigt par la sensation d'une véritable échancrure, ne tarda point à guérir sans le secours d'aucune espèce de cautérisation, à l'aide des seules injections d'eau alcaline.

OBSERVATION 7. — *Antéversion avec obliquité et excoriations du col. — Dyspepsie consécutive, gravelle urique. — Une première cure de Vichy sans traitement local, améliore l'état général; une seconde, avec irrigations alcalines produit la guérison.*

Madame d'A..., trente-six ans, d'une constitution primitivement forte, affaiblie maintenant, d'un tempérament nerveux, toujours bien réglée, mariée depuis onze ans, eut une fausse couche après cinq mois de mariage. Il en résulta une affection de bas-ventre qui lui causait de telles souffrances lorsqu'elle essayait de marcher, ou même assise, qu'elle ne quittait presque plus le lit. Il survint au bout de quelque temps un nouvel avortement, puis successivement deux couches à terme. Après la première, l'état de la malade s'était amélioré; après la seconde, les douleurs de reins et de bas-ventre reparurent, moins violentes, il est vrai, qu'après l'avortement. Ces souffrances avaient amené, presque dès leur début, un état de dyspepsie qui alla toujours en augmentant; il s'y joignit des crises nerveuses, avec ballonnement considérable de l'abdomen et, en outre, de la gravelle urique. La malade vint faire une première cure à Vichy au mois de juillet 1854, dans le but de remédier à la difficulté des digestions. Elle était alors dans un état de grande faiblesse et d'amaigrissement; elle avait le teint jaune, les traits contractés. J'insistai vainement pour la décider à me permettre l'exploration de la matrice, convaincu que j'étais que la dyspepsie et les autres troubles fonctionnels indiqués plus haut étaient symptomatiques d'une maladie de l'utérus. Madame d'A... but avec succès de l'eau de l'Hôpital, par quarts de verre, et prit une vingtaine de bains tiers minéraux. Le teint s'éclaircit, les digestions se firent mieux, les forces revinrent un peu; mais la marche resta difficile, et les douleurs reparurent aux lombes et à l'hypogastre. Pendant l'hiver suivant, la malade fut soumise à plusieurs cautérisations pour un ulcère du col. Elle revint à Vichy le 16 juillet 1855, bien décidée cette fois à recourir à un traitement local.

Je constatai alors l'état suivant :

Le col de l'utérus était porté à droite et assez haut en arrière; il ne paraissait guère avoir que le volume normal et ne présentait point d'hyperesthésie. On sentait peser en avant, sur la vessie, le corps de l'utérus, également insensible. Au spéculum, je vis quelques petits points d'excoriations, un en particulier, en dehors de la commissure gauche; l'orifice lui même était sain. Il y avait de fréquentes envies d'uriner et de la leucorrhée. Les digestions étaient encore lentes, parfois difficiles.

Je fis prendre à madame d'A... des bains, avec irrigations de dix minutes, à l'aide du cylindre, et boire de l'eau de l'Hôpital, à laquelle j'ajoutai bientôt l'eau Lardy.

Je supprime le détail du traitement qui fut parfaitement supporté par la malade, tandis que les injections ordinaires l'avaient toujours fatiguée. Durant tout le temps de la cure, elle n'a jamais ressenti de ces tiraillements douloureux dans le bas-ventre et dans les reins qui lui étaient habituels.

Le 7 *août*, elle avait pris vingt et un bains; les règles se déclaraient à l'époque ordinaire. Elle quitta Vichy, me disant qu'elle « se sentait très bien. »

Le 3, j'avais examiné la matrice et trouvé le col toujours un peu haut et à droite, mais plutôt en avant qu'en arrière; le corps utérin s'était relevé. Il ne restait plus de traces des excoriations que j'avais remarquées à l'arrivée.

J'ai revu madame d'A... au commencement de 1856 : elle ressentait rarement quelques tiraillements dans les reins et seulement lorsqu'elle faisait une course trop longue. La nutrition s'opérait bien; la physionomie, qui avait repris de l'embonpoint, portait l'expression de la santé... Cet état continuait au mois d'avril 1857.

L'observation que l'on vient de lire offre un exemple de cette circonstance qui se présente si souvent à Vichy, de femmes uniquement occupées du trouble de leurs fonctions digestives, et qui, soit par lassitude de tous les efforts vainement tentés jusque-là, soit par un sentiment de pudeur exagérée, évitent de parler au médecin des souffrances qui dénotent l'affection utérine; ou bien, lorsque celle-ci est clairement indiquée, se refusent à l'exploration nécessaire pour en bien préciser la nature.

La gravelle urique apparaît ici comme conséquence du repos forcé auquel la patiente fut si longtemps assujettie.

Le résultat de la double cure de Vichy est remarquable. La première saison avait amélioré surtout l'état général ; elle avait rendu quelques forces à la malade et facilité les digestions. Quelle avait été son influence sur l'utérus? Avait-il existé un engorgement dont ce traitement aurait amené la résolution (1)? Ce qui est certain, c'est qu'il en existait à peine, quand je pus, l'année suivante, examiner l'utérus. Je constatai une déviation avec des excoriations du col, et l'efficacité de la seconde cure, aidée cette fois d'irrigations faites dans le bain, a été des plus marquées. Dès le dix-huitième bain, je pus me convaincre que la matrice s'était relevée ; le col, au lieu d'être porté en arrière, était plutôt dirigé en avant, et le corps utérin ne se sentait plus ; les excoriations avaient entièrement disparu. La guérison de l'affection locale a-t-elle été obtenue par l'action directe des bains aidés des irrigations? Sans nier l'influence favorable du traitement sur la constitution entière, et par suite sur l'utérus et ses ligaments, il me semble que l'on doit admettre cette action directe, puisque la première cure, tout en améliorant beaucoup l'état général, n'avait pas guéri l'affection utérine.

(1) M. le professeur Schützenberger, de Strasbourg, qui a donné ses soins à la malade, m'a dit depuis qu'il avait positivement constaté chez elle l'existence d'un engorgement.

OBSERVATION 8. — *Engorgement très prononcé du col avec antéversion et rotation de l'utérus sur son axe, paraissant lié à l'existence d'un ancien phlegmon pelvien. — Après vingt-cinq bains, le col s'est dégorgé ; amélioration consécutive graduelle, suivie, après une seconde cure, de la guérison.*

Madame F... (de la Haute-Loire), trente ans, de bonne constitution, a eu deux couches, l'une en 1845 et l'autre au mois de janvier 1851. Cette dernière a été suivie d'une métro-péritonite grave ; il s'est développé, au côté gauche du ventre, une tumeur qu'on a combattue par des frictions iodées et qui s'est terminée par résolution ; mais la malade ne s'est jamais remise. Il lui est resté des douleurs dans les reins, dans le bas-ventre et à la partie supérieure de la cuisse gauche, en même temps qu'un besoin très fréquent d'uriner et une constipation opiniâtre ; à ces symptômes on n'a jamais opposé aucun traitement.

Arrivée à Vichy le 4 août 1854, elle présente l'état suivant : le col de l'utérus est situé haut en arrière, avec un cul-de-sac postérieur énorme. Au spéculum, il apparaît très gros ; la fente de l'orifice, au lieu de se trouver horizontale, est verticale ; il n'existe aucune lésion sur ses bords (à un second examen pratiqué quelques jours après, la fente est normalement horizontale). Mon doigt peut se porter en arrière et en haut derrière le col, qu'il parvient à accrocher, et je sens les lèvres utérines tuméfiées. Les règles reviennent toutes les trois semaines.

La malade est soumise à l'usage de bains demi-minéraux, avec irrigations dans le bain.

Le 18 août, quinze bains ont été pris ainsi et ont produit un effet favorable ; il a été bu chaque jour de quatre à cinq verres (800 à 1 000 grammes) d'eau Chomel. Au toucher, je trouve le col encore haut et dirigé un peu en arrière; au spéculum, il semble moins tuméfié; la fente est verticale comme au premier jour. Les douleurs ont notablement diminué.

Le 20, apparition des menstrues à l'époque ordinaire.

Le 29, la malade a pris vingt-trois bains; le col, toujours haut en arrière, est dirigé un peu à droite; il ne semble plus aucunement augmenté de volume. Le doigt, porté au fond du cul-de-sac postérieur, y rencontre une surface rénitente qui est le siége d'une assez vive sensibilité. Au spéculum, le col est assez difficile à trouver; il apparaît encore couché sur sa face latérale droite, très sain d'ailleurs, offrant une teinte rosée uniforme; il s'est évidemment dégorgé.

Madame F... prend encore deux bains et quitte Vichy, souffrant toujours un peu (se plaignant d'irritation dans les voies génitales), mais moins qu'à son arrivée. Elle fait observer d'ailleurs qu'elle a eu antérieurement d'aussi bonnes périodes que celle où elle se trouve maintenant.

Elle revient à Vichy le 30 juillet 1855, n'ayant fait aucun traitement depuis la cure de l'an passé. La malade m'apprend que l'amélioration obtenue par cette cure n'a pas été bien grande au début; elle s'est déclarée insensiblement; elle est très marquée depuis deux mois : « Jamais, depuis le commencement de sa maladie, madame F... ne s'est trouvée aussi bien qu'actuellement; » la constipation si rebelle a cédé.

Aujourd'hui le col de l'utérus est haut, mais presque dans l'axe du petit bassin, sans tuméfaction appréciable; au spéculum, je vois l'orifice encore oblique, sans rougeur, sans écoulement aucun.

La malade est soumise au même traitement que l'an dernier : elle prend successivement dix-neuf bains avec irrigations et boit cinq verres par jour d'eau du puits Chomel. Elle se trouve (16 août) mieux encore qu'à son arrivée; les douleurs dans le côté gauche et dans le flanc sont moindres. La marche, qui était plus ou moins pénible, est devenue facile; cependant madame F... ne peut pas encore soulever de poids un peu lourds. Le même vice de direction persiste, et je sens au fond du cul-de-sac postérieur, à gauche, un noyau induré, mais indolore à la pression de l'extrémité du doigt.

Le 28 novembre 1856, en réponse à mes questions sur son état actuel, madame F... m'écrivait : « Les dou- » leurs que j'éprouvais spontanément dans le côté » gauche ont disparu ; mais elles se renouvellent si j'ai » l'imprudence de prendre à la main quelque chose de » lourd ; la marche est entièrement libre. »

Dans ce cas, la guérison n'était pas complète au dernier départ de Vichy, mais il s'était déclaré, dans l'état de la malade, une amélioration remarquable, et dont on doit d'autant plus tenir compte, qu'elle n'est pas survenue brusquement (condition dans laquelle elle manque souvent de stabilité), mais elle a été insensiblement en progressant d'une saison à l'autre. Ce qui est incontestable, c'est la résolution de l'engorgement du col, qui s'est faite pendant la première cure, et qui s'est toujours maintenue.

Une circonstance particulière à noter, c'est la direction oblique du col utérin ; dépendait-elle du phlegmon profond, qui s'était manifesté sous forme de tumeur au bas-ventre lors de la dernière couche? Malgré son ancienneté, cette phlegmasie n'était pas entièrement éteinte, il en restait un petit foyer, révélé par l'hyperesthésie, que je développai, lorsque à la première saison, je portai le doigt au fond du cul-de-sac postérieur ; ce phlegmon péri-utérin s'est lui-même favorablement terminé, puisqu'au lieu de cette sensibilité vive et circonscrite, je ne trouvai plus, la seconde année, qu'un noyau dur et indolore.

Les derniers renseignements obtenus prouvent que l'amélioration, déjà grande après la seconde cure, s'est complétée ; cette dame se regardait comme guérie de sa maladie de matrice. Elle signale seulement le retour persistant d'une sensation douloureuse au côté gauche du ventre, au siége de l'ancienne tumeur, quand elle soulève un poids lourd. Quelle altération reste-t-il en ce point ? Cela semble difficile à préciser. Peut-être l'hyperesthésie persiste-t-elle seule, ou se réveille-t-elle sous la pression que produit un effort, sur cette région qui a été le siége d'une phlegmasie prolongée ? Peut-être existe-t-il un reste de cette phlegmasie chronique, non encore entièrement éteinte ?...

OBSERVATION 9. — *Antéversion complète de date ancienne, avec engorgement du col et du corps de l'utérus ; diathèse prurigineuse et adipeuse ; tumeur abdominale ; âge critique ; deux courtes saisons de Vichy sont suivies d'une amélioration graduelle, puis d'un rétablissement complet.*

Madame ***, de Lyon, cinquante ans, lymphatico-nerveuse, très grosse, à chairs molles, avec des rougeurs à la face, est atteinte de plusieurs maladies à la fois, qui occupent surtout les organes génito-urinaires. Elle porte, depuis bien des années, dans le ventre, au-dessus de l'ombilic, une grosseur difficile à limiter à travers la paroi abdominale, épaisse, comme infiltrée, et, de plus, excessivement sensible à la palpation (hyperesthésie hystérique). Elle est atteinte, en outre, d'un prurigo aux grandes lèvres et aux fesses, qui lui cause des démangeaisons insupportables. Depuis longtemps, à la suite d'une couche, elle a commencé à souffrir dans le bas-ventre, dans le côté droit et les reins ; le décubitus calme ces douleurs. La malade est obligée de se lever quinze fois la nuit pour rendre, souvent avec peine, quelques gouttes d'urine. La menstruation est devenue irrégulière (âge critique).

Le 17 juillet 1854, elle arrive à Vichy, et, au toucher, je constate que l'utérus est très haut, difficile à atteindre, le col dirigé fort en arrière (bains de piscine et quelques verrées d'eau d'Hôpital).

20. Madame *** a pris trois bains ; le besoin d'uriner se fait sentir moins souvent (malgré l'effet diurétique bien connu des eaux de Vichy). Les règles ont paru sans douleur. Le dévoiement, qui existait à l'arrivée, a cédé.

Après trois jours d'interruption, causée par la menstruation, les bains ont été repris, de deux heures et demie de durée.

28. La malade se plaint de digérer mal ; en raison de sa constitution molle, je lui conseille d'essayer, par demi-verres, l'eau des Célestins.

2 août. Cette eau étant moins bien supportée, elle a repris l'eau de l'Hôpital ; elle a chaque jour deux ou trois selles, et toujours de fréquentes envies d'uriner, la nuit bien plus que le jour. Elle accuse une sensation de poids sur l'anus ; elle n'ose, dit-elle, se tenir debout ; dans cette position « elle croit sentir sa matrice prête à tomber. » Cependant les douleurs d'estomac ont diminué, ainsi que celles qu'elle éprouvait dans le côté droit. Au toucher, je sens très bien aujourd'hui, en avant, le corps de la matrice tuméfié, lourd, tandis que le col est porté en arrière ; ce dernier, examiné au spéculum, ne présente aucune lésion.

Il a été pris treize bains de piscine ; la malade en prend encore deux, et quitte Vichy.

Elle revient aux eaux le 1er juillet 1855. A la suite de sa cure, elle s'est sentie, dit-elle, plus forte des reins ; mais presque tous les symptômes morbides persistent :

rougeurs à la face, démangeaison vive et rougeur prurigineuse à la vulve, dyspepsie; douleur au côté droit; je trouve le col toujours dirigé en arrière, large, moins inégal à sa surface.

La malade prend, cette année encore, quatorze bains seulement de piscine et trois de baignoire. L'eau des Célestins ayant déterminé de l'excitation, j'associai, dans le but de tonifier cette constitution éminemment lymphatique, l'eau Lardy à l'eau de l'Hôpital, qui, prise après le repas, a paru faciliter la digestion.

Le 19 juillet, cette dame quitte Vichy, un peu plus valide qu'à son arrivée, moins fatiguée qu'auparavant par la marche; mais le col utérin était toujours haut, mou et inégal.....

Comme je ne la revis pas l'été suivant, j'écrivis, pour connaître le résultat définitif de la médication, à M. le docteur Richard (de Nancy), qui m'avait adressé la malade; il me répondit, à la date du 8 décembre 1856, que « madame *** était aujourd'hui parfaitement rétablie; » il l'avait revue à deux reprises depuis le retour des eaux: elle n'éprouvait plus aucune gêne dans le côté droit, l'appétit était bon, les digestions étaient régulières.....

Malgré les complications nombreuses dont ce fait est entouré, constitution éminemment molle, adipeuse, diathèse dartreuse, présence d'une tumeur dans l'abdomen, âge critique; malgré l'ancienneté de la maladie et la courte durée de ces deux cures, le résultat a été favorable. Déjà, à la suite de la première saison, les symptômes s'étaient amendés : j'avais noté, la première année, l'état de pesanteur et de tuméfaction du corps de l'utérus, que je ne rencontrai plus l'année suivante; le col était plutôt large et mou. Durant la seconde cure, il ne se fit pas de modification sensible de l'état du col; mais il paraît, d'après les renseignements authentiques qui m'ont été transmis, que le résultat définitif a été des plus avantageux.

Je ferai remarquer une circonstance de cette observation : A ma première exploration, le col se trouvait très haut en arrière et le corps ne se sentait pas en avant ; existait-il une antéversion ou seulement une rétroflexion du col? L'état d'épaississement et la saillie de la vulve empêchant le doigt d'atteindre au corps de la matrice, le cathétérisme utérin eût pu seul lever immédiatement le doute; mais je répugnais, je l'avoue, à cette exploration qui, si simple qu'elle soit, a été suivie plusieurs fois d'accidents. La suite prouve que cette pratique n'était pas indispensable pour fixer le diagnotic : après le treizième bain je pus, par le simple toucher, reconnaître parfaitement la véritable disposition de l'utérus antéversé.

OBSERVATION 10.—*Tumeur abdominale (enkystée?), engorgement considérable de l'utérus avec antéversion : vingt-huit bains avec irrigations, huit douches ascendantes ; le dégorgement de l'utérus est complet, les douleurs disparaissent, la déviation persiste; à la fin de la cure, la tumeur se vide spontanément par l'intestin, puis elle prend un nouveau développement ; une seconde cure est suivie d'une nouvelle évacuation séreuse.*

Madame R..., vingt-huit ans, femme de chambre à Paris, d'une assez bonne constitution, très impressionnable, n'a eu qu'une couche, il y a cinq ans et demi, laquelle a été très longue et laborieuse. Il lui en est resté des douleurs constantes dans le bas-ventre et dans les reins, de plus une fistule à l'anus ; et enfin, depuis trois ans, madame R... s'est aperçue de l'existence d'un noyau dur au-dessus de l'aine droite. La tumeur, d'abord indolente, a augmenté peu à peu, et depuis dix-huit mois, après bien des médications employées, elle est devenue par moment douloureuse. La malade a été cautérisée quarante-sept fois avec le nitrate d'argent pour une ulcération du col. C'est M. le docteur Arnal qui lui a donné ses soins en dernier lieu. La santé générale est restée assez bonne.

Elle arrive, le 21 juin 1855, à l'hôpital de Vichy, dans la division de M. Petit, dont je faisais avec lui le service. Je constate, dans la région abdominale droite, au voisinage de l'ombilic, l'existence d'une tumeur du volume d'un œuf de poule, indolente à la pression, dure, mobile. Par le toucher vaginal, je reconnais que l'utérus est déplacé ; le col est situé très haut en arrière, il est gros du double, au moins, du volume normal, indolore ; les deux lèvres, qui sont difficiles à atteindre, forment des bourrelets durs et saillants. L'exploration au spéculum est douloureuse et ne permet pas d'embrasser entièrement le col. Elle attend ses règles, qui ne viennent jamais sans une exacerbation des douleurs de reins. Je prescris les bains demi-minéraux et cinq demi-verres par jour d'eau du puits Chomel. — Cette eau lui cause, dit-elle, un grand malaise, des bouffées de chaleur avec sueurs. Je la remplace par l'eau de l'Hôpital, qui est mieux supportée...

29 juin. Il a été pris huit bains, et depuis trois jours, avec irrigations ; trois douches ascendantes, contre la constipation habituelle. Je trouve le col toujours haut, plus facile pourtant à circonscrire ; au spéculum, je le vois tuméfié, avec un peu de rougeur à la lèvre antérieure, sans excoriations. Les règles sont de trois jours en retard ; elles se déclarent le 1er juillet. . . . . .

Le 26, madame R... a pris vingt-huit bains et une vingtaine d'irrigations qui n'ont jamais déterminé aucun malaise ; de plus, sept à huit douches ascendantes qui ont agi favorablement. Elle a bu chaque jour cinq verres (un kilog.) d'eau de l'Hôpital. L'eau Lardy, essayée, était bien supportée, mais la marche jusqu'à la source fatiguait la malade.

Les douleurs dans le bas-ventre et dans les reins ont considérablement diminué; depuis quelques jours, madame R... a ressenti des coliques d'un caractère particulier, accompagnées d'irritation du vagin et de cuisson à l'anus; insomnie, pesanteur de tête; appétit faible; selles plus régulières qu'avant Vichy. Je conseille de cesser le traitement.

Je trouve le col encore haut et en arrière; mais il est revenu aux dimensions et à la consistance normales; il est insensible au toucher. Le corps de l'utérus se sent directement en avant et en haut. Il n'existe plus de ces fréquentes envies d'uriner qui, avant la cure, se manifestaient jusqu'à sept et huit fois par nuit. La pression exercée de bas en haut et d'avant en arrière sur l'hypogastre, fait descendre l'utérus. (Dégorgement évident.)

Le 27, veille de son départ, après des douleurs vives éprouvées toute la soirée dans le côté droit du ventre, la malade a eu trois ou quatre selles liquides « toutes particulières, me dit-on, vertes, glaireuses. » Je n'ai pu les voir; madame R... est partie le 28, au matin; elle a dit que les douleurs de ventre avaient immédiatement cessé après ces évacuations.

Je la revois à Paris, le 8 mars 1856; elle me confirme ces détails. Ses douleurs de bas-ventre et des reins avaient entièrement cessé; elle en est restée exempte jusqu'à la fin de janvier, où elles ont reparu momentanément, après de grandes fatigues. Parfois elle éprouve, pendant quelques minutes, une légère souffrance à l'hypogastre; mais celle-ci ne dure pas et ne se reproduit plus, comme autrefois, spontanément, même au lit. La menstruation se fait maintenant sans douleur. Chaque soir encore, comme avant Vichy, le ventre est gros, ballonné. L'état général est très satisfaisant.

Je procède au toucher : le col est dans la même situation, mais son volume est normal ; le corps se sent vaguement en avant et en haut. La grosseur se rencontre à droite, au-dessus de l'ombilic ; elle est au moins aussi volumineuse qu'à mon premier examen, peut-être plus dure, moins mobile, sensible, et autant que j'en puis juger, située un peu plus haut.

Le 18 juin, madame R... revient à Vichy. Elle est dans le même état que cet hiver, ne souffre plus du bas-ventre ; il y a quinze jours, elle a éprouvé des douleurs dans les reins, la grosseur a augmenté de volume, elle a aujourd'hui la largeur de toute la main. Le col, de volume normal, est toujours haut en arrière ; hyperesthésie vaginale.

(Bains avec irrigations, trois demi-verres d'eau de la Grande-Grille et trois demi-verres Lardy.)

24. Le tout est bien supporté ; depuis qu'elle est en traitement, madame R... n'a plus eu de maux de reins.

3 juillet. Ce matin, elle a éprouvé les coliques particulières qu'elle a eues à la fin de la dernière saison ; une selle naturelle a été suivie de l'émission d'une sérosité abondante (un litre environ, rendu en deux fois). La malade trouve que la tumeur a diminué, ce dont je puis me convaincre, en ce que quatre doigts la recouvrent et l'embrassent aisément ; elle semble se prolonger en haut vers le flanc. Époque des règles.

14. Madame R... part après avoir pris vingt-cinq bains avec irrigations et bu cinq verres d'eau par jour. Le toucher, qui fait constater le même état, réveille une sensation pénible dans les reins ; celle-ci est vive, subite, et passe comme un éclair.

La tumeur est aujourd'hui à quatre travers de doigt au-dessus du pubis ; en haut, elle atteint au niveau de l'ombilic. Le ventre est moins tendu, la marche plus facile, l'état général satisfaisant.

Cette observation montre un cas d'engorgement incontestable et considérable du col de l'utérus antéversé. Une saison de Vichy suffit pour amener le dégorgement; les douleurs qui se faisaient sentir depuis plus de cinq ans, dans le bas-ventre et dans les reins, cessent, mais la déviation persiste.

Un phénomène, accessoire d'abord, et qui finit par constituer la maladie principale, consiste dans une tumeur du bas-ventre, que nous voyons se vider deux fois par l'intestin. Comme à deux reprises ces évacuations ont suivi immédiatement l'emploi des eaux de Vichy, il est permis de supposer que l'excitation thermale n'a pas été entièrement étrangère à ce travail ; en même temps il faut reconnaître que la tendance initiale à l'accroissement n'a pas été enrayée par la première cure; quel a été l'effet de la seconde? je l'ignore.

Observation 11. — *Engorgement du col de la matrice, avec légère antéversion et obliquité (granulations et excoriations). — Guérison de ces symptômes sous l'influence d'une demi-saison de bains avec irrigations. — Retour de quelques accidents, particulièrement spasmodiques; une seconde cure est mal supportée.*

Madame P..., de Lyon, vingt-huit ans, de tempérament lymphatico-nerveux, impressionnable à l'excès, de constitution primitivement assez forte, débilitée aujourd'hui, mère de deux enfants, est atteinte depuis sa dernière couche, qui remonte à cinq ans, d'une affection de l'utérus, caractérisée par des douleurs lombaires et par des pertes blanches abondantes. Le médecin ordinaire de cette dame l'a déclarée affectée d'une antéversion avec obliquité de l'utérus. L'examen au spéculum ayant fait reconnaître que le col était exulcéré, fongueux, il fut cautérisé à diverses reprises et surtout avec le sulfate de cuivre, qui parut agir le mieux. La malade fut envoyée à différentes eaux et assujettie à porter une ceinture hypogastrique. Les troubles éprouvés, céphalalgie, spasmes nerveux, ont été combattus à l'aide de saignées répétées qui ont de plus en plus débilité la malade.

Arrivée à Vichy le 9 août 1853, je la trouve dans l'état suivant :

Douée d'un assez bel embonpoint, elle a pourtant le teint chlorotique, les joues un peu bouffies, le pouls faible, assez lent. Les digestions se font bien, les selles sont régulières, la menstruation est peu abondante, la leucorrhée habituelle.

Au toucher, je constate que l'utérus est haut; le col, légèrement porté en arrière et à droite, est augmenté de volume, mou ; les deux lèvres sont distinctes comme peu de temps après une couche ; à la lèvre inférieure on sent un point induré, comme cartilagineux; la sensibilité n'est pas exagérée. Au spéculum, la partie droite de l'orifice est cachée par le bord de l'instrument; les lèvres, tuméfiées, sont d'un rouge bleuâtre; quelques granulations blanches sont semées comme de petits grains de semoule au-dessus de la lèvre antérieure. A la lèvre postérieure on voit une cicatrice constituée par une petite plaque pâle, presque au niveau du tégument; un liquide muqueux blanchâtre entoure le col. (Bains demi-minéraux avec irrigations, cinq demi-verres d'eau Lardy.)

12. Le traitement est bien supporté; cependant les irrigations déterminent un peu de cuisson.

16. Madame P... a fortement éprouvé, la nuit dernière, des secousses convulsives dans les épaules, auxquelles elle est sujette pendant le sommeil et qui la fatiguent beaucoup. Dans le bain de ce jour, elle aurait eu de forts battements de cœur... La sécrétion urinaire n'est pas notablement augmentée. La malade dit se sentir déjà un peu plus de forces.

20. Apparition des menstrues.

26. Madame P... a recommencé à boire dès le 23, et, malgré la petite quantité d'eau ingérée, elle a éprouvé des coliques et du dévoiement...

28. Le onzième bain pris hier a ramené le sentiment de cuisson déterminé dans les parties génitales par les premiers bains, et de la douleur dans les fosses iliaques. La diarrhée a augmenté. (Suppression des bains et de la boisson.)

29. Je trouve le col à la hauteur et dans la situation normales; l'augmentation de volume constatée à l'arrivée a cédé, les deux lèvres ne font plus saillie, la plaque indurée ne se sent plus. Au spéculum, le col, qui se présente d'emblée, est encore très légèrement incliné à droite. La teinte livide a disparu, ainsi que les granulations blanchâtres et la petite plaque inodulaire; il reste seulement à la lèvre inférieure quelques points rouges, comme privés d'épithélium, contrastant avec la teinte rosée générale. La face antérieure du col est un peu bombée, mais dépressible, et la légère pression que j'y exerce détermine l'issue par l'orifice utérin d'un mucus parfaitement limpide. La leucorrhée avait beaucoup diminué dès les premiers jours du traitement. L'état général est très satisfaisant. Madame P... quitte Vichy.

Elle y revient pour accompagner son mari le 13 juin 1854; elle m'apprend que, depuis sa cure, sa santé s'est notablement améliorée. Après quelques accidents éprouvés en automne, elle a passé un bon hiver. Elle a pu faire de longues courses, ce qui n'était plus possible depuis longtemps.

Cependant la menstruation présente d'assez fréquents retards. Par moments, elle ressent encore, sous forme de spasmes, des douleurs subites dans les lombes et à l'hypogastre; hier, pendant une journée passée en diligence, elle s'est plainte d'une sensation de pesanteur à la matrice. L'état général est très satisfaisant; le teint est plus animé, et la malade porte l'expression d'une bonne santé.

Au toucher, je constate que le col est à la hauteur et dans la direction normales; le doigt sent à la lèvre antérieure quelques petits points durs comme des grains de semoule; la lèvre postérieure est un peu molle. Au spéculum, celle-ci présente seule une rougeur un peu vive; le col est entouré d'un muco-pus assez abondant.

Je conseille donc à madame P... de poursuivre ces derniers symptômes par la médication qui a bien réussi une première fois. Elle reprend les bains avec irrigations, et l'eau des Célestins par quart de verre.

Dans la soirée du 14, elle a bu, en plusieurs doses, un verre d'eau minérale qui n'a pas pesé à l'estomac; elle est prise dans la nuit de coliques suivies de plusieurs selles. Le 15, elle va néanmoins au bain; le dévoiement est presque continu tout le jour... Le 20 (par un temps froid et humide), la diarrhée reparaît plus forte : eau de riz laudanisée pour boisson, deux demi-lavements laudanisés et amidonnés; l'eau de Vichy en boisson est supprimée; bains continués.

Le 23, la malade recommence à boire de l'eau minérale. Je lui conseille l'eau de la Grande-Grille, qui est bien supportée. Le 24, apparition des règles, cette fois à l'époque exacte... Les bains sont repris à partir du 28.

Le 3 juillet, elle me déclare que, depuis quelques jours, elle éprouve des accidents du côté de la tête et du cœur, à savoir de l'anxiété, du vertige « et une sensation de serrement du cœur dans un étau. » Elle a ressenti ces symptômes avec plus d'intensité dans le bain (où l'irrigation n'est faite que durant quelques minutes). Le dévoiement a reparu, bien que la boisson ait été définitivement supprimée.

Le 5, l'état nerveux a augmenté; la malade accuse des spasmes au cœur, des soubresauts, une sensation de congestion à la tête qui lui semble enflée, des tiraillements d'estomac, et enfin « des douleurs très fortes dans les reins et le bas-ventre ».

Elle n'a pris que seize bains, et, le 6, elle quitte Vichy. L'urine de la dernière nuit a déposé, me dit-on, une quantité considérable de sable rouge...

Ce fait prouve qu'une demi-saison de Vichy a suffi pour amener la résolution de la tuméfaction de l'utérus, avec injection violacée des lèvres de l'orifice. L'antéversion avec obliquité légère cède également pour ne plus reparaître, sous l'influence d'une médication très peu prolongée, puisqu'elle n'a pas comporté plus de onze bains. La leucorrhée a disparu, ainsi que les granulations blanches que nous avons décrites.

Cependant la guérison n'était pas radicale ; malgré l'amélioration considérable obtenue, soit localement, soit sous le rapport de la santé générale, cette dame éprouvait encore parfois une sensation de pesanteur dans le bas-ventre. Les eaux alcalines pour lesquelles elle avait, il est vrai, toujours manifesté de la répugnance, furent reprises ; elles amenèrent d'une part une forte irritation de l'intestin, même à faibles doses elles agirent comme purgatives ; et de plus elles manifestèrent une propriété fortement excitante, qui se traduisit par les symptômes nerveux les plus variés. Il est à noter que la dame qui est le sujet de cette observation est d'un tempérament éminemment nerveux et impressionnable ; c'est donc là un de ces faits, assez rares, qui semblent confirmer la contre-indication d'un traitement prolongé par les eaux de Vichy, chez les sujets très nerveux et irritables. Il n'en est pas moins constant que cette malade a retiré de la demi-cure qu'elle a faite la première année l'effet le plus favorable. J'ai appris l'année suivante, que sauf les accidents spasmodiques toujours prêts à se réveiller, madame P... continue à jouir d'une santé satisfaisante.

Observation 12. — *Antéversion avec engorgement du col, datant de quatre années; la malade ne supporte bien que la position couchée, les jambes plus élevées que le tronc; gravelle urique, tumeur formée par le rein droit. Trente-six bains de Vichy (dont vingt-cinq de piscine). A la fin du traitement, l'engorgement du col a cessé, la tuméfaction du rein a disparu, la déviation de l'utérus persiste; amélioration.*

Madame ***, habitant Paris, cinquante ans, d'une très haute taille, d'une forte constitution, d'un tempérament sanguin, très nerveuse, est malade depuis quatre ans. Depuis l'âge de trente-deux ans, à la suite d'une émotion vive, elle n'a vu que très irrégulièrement, une fois peut-être par an, ce qui ne l'a pas empêchée de devenir encore deux fois enceinte et d'accoucher d'enfants bien portants. Ayant éprouvé, il y a quelques années, des accidents du côté de la poitrine, elle fut envoyée deux ans de suite à Cauterets; cette cure produisit un bon résultat. Il y a quatre ans, madame *** fut prise, sans cause connue, d'une affection caractérisée par de la faiblesse, de la douleur dans le bas-ventre et dans la hanche droite, avec impossibilité de se tenir debout; cette douleur n'était calmée que par le repos au lit, où elle cessait au bout de quelques heures. Elle n'eut jamais de pertes rouges, ni blanches. Les bains de gélatine et de soude, ceux de Plombières, les bains de mer, ont soulagé pour peu de temps; mais, chaque hiver, la maladie reparaissait plus intense. Jamais aucun traitement n'a été dirigé contre l'utérus. Depuis longtemps madame *** avait observé qu'elle rendait, par moments, des urines foncées et qui contenaient du sable brunâtre. C'est depuis trois mois seulement qu'ont apparu des douleurs dans les reins, douleurs que réveillait souvent la prise des aliments ou la plus petite émotion morale. Dernièrement, à la suite de l'administration d'un purgatif, il y eut une émission abondante de sable par l'urine, et les douleurs cessèrent pendant dix-huit jours, ce qui n'était pas encore arrivé. M. Rayer ayant reconnu, dans l'urine de la malade, de l'acide urique cristallisé, lui conseilla une cure à Vichy.

Elle y arriva le 5 juillet 1854. Le 6, je la vois couchée, ayant l'expression de la santé. Elle a seulement quelques taches à la face, l'une, entre autres, arrondie, d'un rouge sombre, à la tête du sourcil, et sur tout le front une plaque irrégulière de la même teinte, sans autre altération de la peau ; chaque soir elle a, me dit-elle, « le visage tout décomposé ».

A l'exploration de l'abdomen, je rencontre profondément, dans le flanc droit, une tumeur bombée, arrondie par le bas, se perdant par le haut dans les tissus voisins ; à sa forme, à sa situation, au peu de sensibilité qu'elle manifestait à la pression, je jugeai qu'elle était constituée par le rein tuméfié. Je ne reconnus rien de semblable du côté gauche. Le ventre, dont les parois distendues sont très molles, est partout souple et indolore. La malade porte habituellement une ceinture de caoutchouc, et, depuis qu'elle en fait usage, la douleur s'est un peu déplacée. La principale souffrance se fait sentir de l'ombilic à l'hypogastre et dans la hanche droite. Madame *** ne parvient à calmer ses douleurs qu'en se tenant couchée sur un fauteuil à dossier très renversé, les jambes plus élevées que le tronc ; c'est dans cette position qu'elle passe la plus grande partie de sa journée. Il existe une constipation habituelle. L'urine de cette nuit est assez limpide, sans sédiment. (Je prescris quatre demi-verres d'eau des Célestins et des bains d'une demi-heure, avec irrigations à l'aide du cylindre.)

8. Le tout a été très bien supporté ; le sommeil est

meilleur que de coutume. J'insiste pour l'exploration de l'utérus, et voici ce que je constate : la vulve est large et profonde, l'angle sous-pubien descend assez bas, le vagin large et humide ; j'arrive avec peine au col de la matrice ; il est situé haut, en arrière, mou, indolore à la pression ; je ne puis atteindre le corps de l'utérus. Au spéculum, je vois la face antérieure du col tuméfiée, bombée, d'un rouge vif au voisinage de l'orifice, d'où s'écoule un liquide muco-purulent épais ; dès qu'on retire l'instrument, le col, en s'échappant, se reporte en arrière.

L'urine du 6 au 7 a déposé un sable rouge, que le microscope fait reconnaître pour de gros cristaux prismatiques d'acide urique ; l'urine du 8, après deux bains, en a déposé encore. Ce même jour, la malade a éprouvé un peu de fatigue, quelques pesanteurs d'estomac ; l'appétit avait été excité, mais elle avait, comme toujours, mangé très modérément.

14. Elle se trouve bien des bains avec irrigations et de l'eau en boisson ; elle prend, depuis hier, quatre verres (800 grammes) d'eau des Célestins. Son teint s'est éclairci ; elle mange avec appétit, digère mieux et dort mieux. Par moments encore, après le dîner ou le soir, elle ressent quelques douleurs fugitives dans le bas-ventre. Presque chaque jour l'urine dépose un peu de poudre rouge très ténue.

15. Le dépôt est aujourd'hui plus abondant. Madame *** a ressenti hier au soir, après une promenade en voiture, des douleurs plus vives à l'hypogastre. L'urine, de teinte rougeâtre, offre un sédiment blanchâtre, opaque ; au microscope, j'y trouve : des globules de sang, quelques globules muqueux, de l'urate de soude sous forme grenue, mêlé de quelques cristaux de phosphate ammoniaco-magnésien. Constipation, ventre souple et indolore à la pression.

17. Je remplace les bains de baignoire par des bains de piscine d'une heure et demie de durée.

21. Depuis trois jours, la malade prétend avoir ressenti une irritation croissante dans la région des reins, dans le flanc et le bas-ventre. Elle se trouve plus faible qu'à son arrivée (bains quotidiens d'une heure et demie; 3 verres d'eau des Célestins).

23. La même douleur sourde dans le bas-ventre a été éprouvée, hier au soir, après la promenade (madame *** n'avait pris le matin qu'un bain simple). L'urine, peu abondante, continue à former un léger dépôt.

A partir du 27, il se déclare de l'amélioration. L'urine ne dépose plus.

1ᵉʳ août. État très satisfaisant; aucune douleur.

4. A la suite d'une excursion fatigante dans les environs, madame *** revient très souffrante, se plaignant de crampes dans le bas-ventre... Les promenades, faites contre mon avis (en voiture, car la malade ne pourrait marcher), ramènent toujours des douleurs...

9. L'estomac est fatigué même pour boire très peu d'eau minérale (deux verres). L'appétit est toujours faible, la constipation constante; il s'est déclaré une surexcitation nerveuse, qui n'existait pas au début. J'engage madame *** à cesser la cure...

11. Au toucher, je trouve le col toujours haut en arrière, difficile à atteindre, d'ailleurs insensible; il s'engage pourtant aisément dans le spéculum; et ne présente plus de tuméfaction. Mais il existe encore de la rougeur au pourtour de l'orifice, d'où s'échappe une bave opaque, comme lors du premier examen. Je remarque au voisinage de la vulve des plaques rouges, comparables à celles du front.

La tumeur du flanc droit ne se sent plus. L'urine de cette nuit, limpide, présente un dépôt de sable rouge assez gros (acide urique).

15. La malade a pris trente-six bains (dont vingt-cinq de piscine) et bu, presque chaque jour, un peu d'eau minérale; elle quitte Vichy, assez fatiguée.

Si elle se bornait là, cette observation semblerait n'offrir qu'un succès contestable du traitement employé. Sans doute la tumeur, que je crois avoir été formée par le rein droit engorgé, a entièrement disparu après la cure ; mais la gravelle urique, après avoir subi la modification ordinaire à Vichy (1), à savoir, la transformation de l'acide urique en urate de soude, reparaît à la fin du séjour, au moment où le malaise a augmenté.

Quant à l'affection utérine, qui attirait plus spécialement mon attention, la gravelle étant un phénomène accessoire, quel avait été sur celle-ci le résultat de ce traitement prolongé ? La tuméfaction du col avait cédé, mais la déviation persistait, ainsi que la rougeur du museau de tanche et le catarrhe utérin. Ce qui montre pourtant qu'il ne faut se hâter de porter un jugement ni favorable ni fâcheux après une cure d'eaux minérales, c'est la suite de cette observation, que nous allons résumer le plus succinctement possible.

Quelques semaines après le traitement, il se déclara une amélioration graduelle dans l'état de la malade, sans qu'elle eût fait usage d'aucune autre médication.

Madame***, qui ne pouvait faire quelques pas hors de son appartement sans souffrir, qui chez elle, pour trouver du calme, était obligée de se tenir sans cesse renversée sur le dos, les jambes plus élevées que le bassin, reprend peu à peu les habitudes normales. Les douleurs dans le bas-ventre diminuent sensiblement.

(1) C'est presque constamment au bout de huit jours que l'on voit apparaître à Vichy, dans l'urine des graveleux, l'urate de soude, plus soluble, comme on sait, que l'acide urique, qui se trouve ainsi plus facilement entraîné hors des reins. Ce dépôt d'urate continue à se faire pendant un temps variable, durant six, huit, dix jours, parfois jusqu'à la fin de la cure ; il est quelquefois d'une abondance extrême.

Comme le sable reparaît pourtant, de temps à autre, dans l'urine, la malade retourne à Vichy faire une nouvelle cure, au mois de juillet 1855. Elle peut se rendre à pied, de sa demeure assez éloignée jusqu'à l'établissement des bains, et cela sans souffrance. Uniquement préoccupée qu'elle est de sa gravelle, elle ne me permet point d'explorer l'utérus ; mais à sa demande, l'examen a été fait récemment par M. Rayer, qui a seulement constaté la persistance de la déviation (que cette seconde cure ne fit point cesser).

Ainsi complétée, cette observation est digne d'attention. Elle montre la réalisation de ce fait, si fréquent à la suite de l'emploi des eaux minérales, à savoir, que la résolution d'un engorgement qui a commencé à se faire à Vichy, peut continuer après le traitement, par les seuls efforts de la nature. Dans le cas qui nous occupe, on ne peut même invoquer comme cause première de l'amendement de l'affection locale l'action salutaire exercée par la cure sur l'état général de la malade ; l'appétit, un moment stimulé, a bientôt recommencé à languir, les forces ont diminué ; au lieu d'une excitation salutaire, c'étaient plutôt les signes d'une irritation nerveuse que nous voyions se produire ; et pourtant l'affection utérine marche insensiblement vers la guérison.

OBSERVATION 13. — *Affection complexe, troubles variés des viscères abdominaux, âge critique, antéversion avec un léger degré d'engorgement. Amélioration après un traitement incomplet.*

Madame J..., de Lyon, quarante-six ans, d'une bonne constitution, m'est adressée, le 9 juillet 1856, par M. le docteur Richard (de Nancy), avec la note suivante :
« Cette dame, dont les viscères abdominaux ont tous

été malades, a déjà usé avec avantage des eaux de Vichy; elle a éprouvé, à diverses reprises, les phénomènes de la chute et de l'engorgement de matrice, plus tard les symptômes de l'entérite avec altération de la sécrétion intestinale; l'estomac et l'appareil urinaire ont eu leur part des troubles généraux développés dans la cavité du ventre... »

La malade, d'une susceptibilité nerveuse extrême, m'apprit qu'elle avait commencé à souffrir de la matrice il y a douze ans, à la suite de sa dernière couche. Elle avait été cautérisée. Elle avait fait trois saisons à Plombières et deux à Vichy, la dernière en 1852.

Au toucher, je trouvai le col haut en arrière, sans tuméfaction apparente, avec une cicatrice dure à gauche de l'orifice; le corps se sentait en avant. La marche fatigue beaucoup madame J..., elle ne souffre pas quand elle garde le repos; elle a de fréquentes envies d'uriner. Les règles commencent à devenir irrégulières. (Eau de l'Hôpital, bains avec irrigations.....)

Le 29 juillet, elle avait pris quatorze bains, et l'eau Lardy avait été substituée à l'eau de l'Hôpital, qui la fatiguait. Elle souffrait moins des reins et du bas-ventre. Au toucher, même état.

Après dix-neuf bains, elle voulut cesser le traitement. Le col était peut-être moins haut, le corps se sentait toujours en avant, un peu lourd. L'examen au spéculum fut difficile; enfin je vis le col gonflé (le toucher n'avait pas donné la sensation de tuméfaction), et l'orifice sain.

Une lettre que m'écrivit, quatre mois après, le médecin de la malade, m'apprit que « madame J... souffrait toujours des intestins; ces douleurs, qui n'étaient pas accompagnées d'évacuations anormales, paraissaient siéger dans la tunique musculaire...; du reste, elle allait mieux qu'avant les eaux. »

Il s'agit ici d'une affection très complexe, comme

l'établit la note du médecin habituel de la malade. Il aurait existé antérieurement une chute de l'utérus engorgé, et l'emploi des eaux de Vichy aurait eu un heureux résultat. Pour moi, j'ai constaté chez cette dame, parvenue à l'âge critique, une antéversion avec un léger engorgement. Une cure incomplète a amené une amélioration, et quatre mois après, ce mieux continuait. Dans les conditions particulières qui se trouvaient ici réunies, le demi-succès obtenu permet d'espérer que si l'amélioration se prolonge, la reprise de la cure pourra triompher du mal (ainsi qu'il est arrivé dans les observations 7, 8 et 9).

OBSERVATION 14. — *Affection de l'utérus, suite de couche, datant de dix ans, guérie par une saison de Vichy.*

Madame L..., passementière à Paris, quarante-deux ans, obèse, bouffie, arrive à Vichy le 18 juillet 1856, pour être traitée de coliques hépatiques. Elle est, de plus, sujette à la toux et à l'enchifrènement, et elle attribue cette fâcheuse disposition à l'influence de la nouvelle teinture employée pour les soies?... L'exploration du ventre, difficile en raison de l'embonpoint, ne me fit connaître autre chose qu'une sensibilité particulière de la région sous-costale droite, sans engorgement appréciable du foie. Atteinte d'une soif vive, madame L... présente les signes d'une irritation gastro-entérique. (L'analyse de l'urine démontre que ce liquide ne contient ni sucre, ni albumine.....)

Ce n'est pas ici le lieu de rapporter en détail cette observation, mais voici en quoi elle offre de l'intérêt pour la question qui nous occupe.

Cette dame a eu deux couches, la première en 1842 ; à partir de cette époque, elle a été constamment sujette à des maux de bas-ventre et de reins. Le médecin qui lui donna ses soins lui déclara qu'elle avait un *engorgement de matrice*, et lui fit porter une ceinture hypogastrique, qui rendit la marche plus facile ; mais la maladie persista. Au bout de dix ans de souffrance, en 1851, elle vint à Vichy pour ses coliques hépatiques ; depuis cette cure, les douleurs dans les régions lombaire et hypogastrique ont complétement cessé ; elle a pu laisser son bandage, sans l'aide duquel auparavant la progression n'était presque pas possible.

Ce fait est incomplet, puisque je ne puis préciser la nature de l'affection utérine ; cependant il est probable qu'il s'agissait d'une antéversion avec engorgement, ce genre d'affection étant le plus fréquent, et la prescription d'une ceinture hypogastrique devant corroborer cette opinion. La guérison a été entière à la suite d'une seule saison.

A côté de cette observation, je placerai la suivante.

OBSERVATION 15. — *Affection de l'utérus datant de trois ans et demi ; une cure de peu de durée fait cesser immédiatement toutes les douleurs.*

Madame O..., de Montauban, vingt-sept ans, d'assez bonne complexion, de tempérament lymphatique, est accouchée il y a trois ans et demi ; le travail a été difficile, elle s'est promptement rétablie, mais il lui est resté une disposition à la fatigue, avec retour facile de douleurs dans les reins et le bas-ventre, et une leucorrhée des plus abondantes. Elle présente en outre quelques symptômes de chlorose.

Cette dame, que son médecin a déclarée atteinte d'une maladie de matrice, arrive à Vichy le 9 août 1856. Je lui prescris des bains avec irrigations, pris, en commençant, de deux jours l'un. Elle boit d'abord de l'eau Lardy, puis de celle des Dames, qui est mieux supportée.

Le 3 septembre, elle a pris, en tout, quatorze bains ; elle quitte Vichy, ne souffrant plus du tout, me dit-elle, ni des reins, ni du bas-ventre, ni des palpitations que ramenait le moindre effort. Depuis son départ, je n'ai plus eu de ses nouvelles.

Ainsi tronquée, cette observation perd nécessairement une partie de sa valeur ; mais tout en regrettant de n'avoir pu m'assurer par moi-même de l'état de l'utérus, au début et à la fin de la cure, le caractère de cette femme ne me permet pas le moindre doute sur la vérité de ses assertions. Si le diagnostic de son médecin a été exact, une affection de matrice datant de trois ans et demi, survenue à la suite d'une couche, et dont les symptômes semblent indiquer un engorgement avec déviation de l'utérus, a été guérie, du moins quant à ses principaux symptômes, par une cure peu prolongée de Vichy.

Les observations qui précèdent ont toutes pour caractère commun, l'existence d'un engorgement occupant soit le col, soit le col et le corps de l'utérus, accompagné d'antéversion. Cet engorgement a présenté un signe sur lequel je dois immédiatement attirer l'attention ; car nous verrons de quelle importance il est pour le diagnostic comme pour le pronostic de ces affections. La consistance du tissu engorgé était normale ou molle ; nous ne trouvons pas ici l'induration. L'observation 9 nous présente seule un état de lourdeur du corps utérin ; le col était mou avec quelques inégalités. Chez la dixième malade, dont le col avait le double au moins du volume habituel, les deux lèvres de l'orifice formaient deux bourrelets rigides et saillants, douloureux à la pression du spéculum ; mais cette circonstance paraît être la conséquence des ulcérations rebelles qui ont existé au museau de tanche, et auxquelles on a opposé quarante-sept cautérisations. C'est ce que nous trouvons à un moindre degré, dans les observations 11 et 13, où nous avons noté un point d'induration, qui avait également succédé à des cautérisations répétées.

La mollesse du tissu, habituelle dans ces conditions, puisque sur douze cas nous la trouvons neuf fois, est sans doute la cause pour laquelle l'engorgement a quelquefois passé inaperçu. En effet, les observations 2, 5, 8, 13, nous montrent que l'augmentation de volume, qui, en raison de la dépressibilité du col utérin, n'avait pas été reconnue par le toucher, est devenue évidente par l'inspection au spéculum. Au contraire, les faits de la série suivante établiront, qu'*en général l'induration est un des symptômes de la métrite subaiguë ou chronique*, et dans ce cas, le pronostic est bien différent.

Chez ces premières malades, l'engorgement était accompagné d'un degré plus ou moins considérable d'*antéversion*.

Les auteurs ne sont pas encore entièrement d'accord sur le sens précis que l'on doit attacher à cette dénomination. Ainsi, tandis que Lohmeier mettait encore en question la possibilité de ce déplacement, et il en donnait pour raison le manque d'espace en avant, tandis que Kilian le regarde comme rare, opinion partagée en France par M. Moreau, madame Boivin le considère au contraire comme très commun. Ce désaccord provient évidemment de ce que, pour les uns, l'antéversion n'existe que lorsque la matrice est horizontalement couchée dans le petit bassin, le fond en avant, le col en arrière : le professeur Stoltz, de Strasbourg, partage cette manière de voir. Pour d'autres, au contraire, pour le plus grand nombre des médecins, dès qu'il y a exagération de l'inclinaison naturelle de l'utérus en avant, ce dont on juge par l'élévation du col qui s'est porté plus ou moins haut en arrière, il y a antéversion : c'est là le premier degré du déplacement, celui qui se rencontre le plus fréquemment. Le second degré serait constitué par la situation horizontale de la matrice (la femme étant supposée debout). Dans un troisième degré, le fond se trouve même plus bas en avant que le col en arrière.

Rappellerai-je combien les opinions des principaux chirurgiens de notre époque varient sur la valeur que l'on doit accorder à ce déplacement de l'utérus ; rien ne montre mieux ce désaccord que la discussion qui a eu lieu en 1854 à l'Académie impériale de médecine, au sujet du redresseur utérin de M. Valleix. Tandis que les uns rapportaient tous les accidents à la déviation de l'organe (1), les autres lui refusaient toute valeur, du moins quand elle n'était pas exagérée ; c'est là l'opinion que défendit M. le professeur P. Dubois. Pour M. Velpeau, ennemi de l'engorgement, la déviation devait être regardée comme la cause des accidents. M. Hervez de Chégoin, qui s'est occupé d'une manière toute spéciale du traitement des déplacements de l'utérus, n'était pas aussi absolu que le professeur de clinique de la Cha-

(1) Je n'ignore pas que le nom de *déviation* est consacré par quelques auteurs pour les changements de direction de la matrice par rapport à son axe propre, c'est-à-dire pour les inflexions, tandis que la dénomination de *déplacement* indique le changement de situation de l'organe entier par rapport à l'axe du bassin. Néanmoins, tant qu'il ne sera pas question des courbures de l'utérus, j'emploierai indifféremment ces deux termes pour désigner l'antéversion ou la rétroversion.

rité; il déclara que bien des déplacements n'étaient que la conséquence *d'un autre état pathologique*, qu'il fallait commencer par traiter. M. Huguier, admettant avec plusieurs de ses collègues une distinction entre les déviations, tantôt primitives, tantôt consécutives, conclut, comme M. Dubois, qu'elles n'incommodaient pas quand la matrice n'était pas volumineuse. Les symptômes qu'il donna comme particuliers aux déviations et faisant reconnaître les cas où les accidents devaient être rapportés au changement de situation de l'utérus n'ont pas été admis par tous ses collègues.

Ce qui est vrai jusqu'ici, ce qui ressort des observations précédentes, c'est que, conformément aux conclusions de M. Depaul, il a suffi de traiter l'affection autre que le déplacement pour faire disparaître les douleurs. Et en effet, sur ces quinze malades, il en est quatre chez lesquelles j'ai acquis la certitude qu'après le traitement de Vichy, la déviation persistait; une seule n'était pas entièrement délivrée de ses souffrances, pourtant elle éprouvait une très grande amélioration; les trois autres ne ressentaient plus aucune douleur. Ces faits n'infirment-ils pas la théorie qui fait procéder tous les accidents et l'engorgement lui-même de la déviation ?

Chez ces malades, l'antéversion n'a pas toujours été simple : ainsi, chez la cinquième, elle était compliquée d'une légère rétroflexion du col; chez trois autres (sixième, septième, onzième), d'une obliquité de l'utérus, dont le col se trouvait, dans les trois cas, porté à droite. Enfin, chez la huitième, un vice de direction plus rare encore existait en même temps que le déplacement en avant : je veux parler d'une espèce de rotation de la matrice sur son axe, de telle sorte que son bord latéral droit était devenu inférieur, et que la fente de l'orifice cervical, au lieu d'être horizontale, était presque devenue verticale ; chez elle également, le col était tant soit peu dévié à droite.

Presque toujours un certain degré d'abaissement complique, a-t-on dit, les déplacements. Cela est surtout vrai de la rétroversion, mais rare dans l'antéversion ; aucune des malades de cette première série ne présentait, à proprement parler, d'abaissement ; chez toutes, le col était situé haut en arrière ; chez presque toutes, le corps se sentait en avant et en haut, derrière le pubis. Sans doute, par le fait, le fond de l'utérus se trouvait plus bas qu'il ne l'est à l'état normal ; l'organe avait pour ainsi dire basculé sur son axe horizontal : mais il n'y avait point là d'abaissement en masse.

Chez quelques-unes de ces malades, dont le col était ainsi fortement dirigé en arrière et en haut, nous n'avons pu atteindre le corps de l'utérus ; il restait donc indécis si nous avions affaire à une antéversion ou bien à une rétroflexion du col. C'est dans ces cas que le cathétérisme utérin peut lever le doute ; nous ne l'avons jamais pratiqué dans le seul but de satisfaire à cette curiosité. La célèbre discussion académique que je citais plus haut avait produit des faits qui me semblent de nature à devoir mettre en garde contre la tentation de sonder la cavité utérine sans raison suffisante. L'antéversion est incomparablement plus commune que la rétroflexion du col ; pour nous, d'ailleurs, qui ne cherchons à combattre autre chose que l'engorgement, nous n'avons pas grand intérêt à préciser, dans quelques cas exceptionnels, cette forme de déviation, et si le diagnostic y perd un peu en exactitude, ce faible inconvénient est plus que compensé par ce que l'on gagne en sécurité. Ajouterai-je que, dans tous les cas, le toucher a été pratiqué la femme étant debout, les reins appuyés ; il est évident que bien des déplacements, l'antéversion surtout, passeront inaperçus si l'on touche la malade couchée.

Outre l'augmentation de volume du col avec diminution habituelle de sa consistance, et antéversion quelquefois compliquée, nous avons rencontré d'autres altérations concomitantes. Sur les treize femmes que j'ai examinées, neuf présentaient soit une rougeur vive, soit des excoriations du museau de tanche ; deux d'entre elles (Observations 1re et 11e) avaient en outre des granulations ; la sixième portait une ulcération douloureuse au toucher, et pour laquelle elle avait été cautérisée jusqu'à vingt-sept fois (1). Six de ces malades avaient le col baigné d'un mucus opaque abondant ; chez l'une d'elles, en même temps, la pression exercée sur le col en faisait sortir une mucosité parfaitement limpide (voy. Obs. 5) ; cette même malade présentait en outre la complication d'un phlegmon pelvien.

Si nous recherchons maintenant quels étaient les symptômes déterminés par ces divers états morbides, nous trouvons que la douleur lombaire a été accusée douze fois par les malades ; trois fois elle a fait défaut (Obs. 2, 5, 12) ; la douleur hypogastrique existait onze fois ; une malade, la onzième, en souffrait rarement ;

(1) M. West, dans son *Traité sur les maladies des femmes* (*Lectures on the diseases of women*, London, 1856), s'est élevé avec raison contre l'importance trop grande attribuée par bien des médecins à ces ulcérations. Dans soixante-six autopsies de femmes mortes de maladies diverses, il a trouvé dix-sept fois (sur plus du quart) une ulcération de l'orifice, qui onze fois existait sans autre lésion du col (voyez Table, p. 119). Il en conclut que cette altération si fréquente n'a pas la valeur symptomatique qu'on lui accorde généralement.

trois (première, deuxième, sixième) ne la ressentaient point, et ce n'étaient pas les mêmes sujets chez qui manquaient à la fois ces deux symptômes. Il m'a été impossible de rapporter à une circonstance spéciale l'absence de ces signes. Mais, outre ces douleurs communes, il en a existé de particulières à quelques malades : ainsi, l'une s'est plainte d'une douleur à une des articulations sacro-iliaques, une autre à l'aine ou à la hanche; dans deux cas, la douleur occupait exclusivement un des côtés du bas-ventre; dans un autre, l'hypogastre et le côté droit, sans que nous ayons pu en découvrir la cause. Chez la cinquième malade, cette douleur dans la région iliaque dépendait évidemment d'un phlegmon pelvien, de même que chez la huitième la douleur au côté gauche était causée par un phlegmon développé exceptionnellement de ce côté. Quelques-unes ont accusé des phénomènes particuliers, tels qu'une sensation constante de froid aux extrémités, un prurit au pubis (sans cause extérieure appréciable); trois d'entre elles étaient sujettes à des crises nerveuses (première, deuxième, onzième) qui s'observent assez fréquemment chez les femmes très impressionnables, atteintes d'affections chroniques de la matrice.

On a donné, comme un symptôme caractéristique de l'antéversion, les envies fréquentes d'uriner dont la cause se trouverait dans la pression exercée sur la vessie par le corps, plus ou moins tuméfié et plus ou moins dévié de l'utérus. Or, sur ces quinze malades, ce symptôme a existé huit fois, et deux fois très prononcé; deux fois il manquait; dans cinq cas, le fait n'a pas été noté. La constipation a été accusée par plusieurs d'entre elles, et parfois opiniâtre; cependant il ne faut pas accorder trop d'importance à cet état qui existe, on le sait, chez un très grand nombre de femmes, en dehors de toute condition pathologique ; mais l'une (neuvième) s'est plainte d'une sensation de poids sur l'anus, symptôme observé dans la rétroversion.

Quant à la gastralgie, c'est un de ces phénomènes que l'on rencontre très communément chez les femmes atteintes d'affections chroniques de l'utérus. C'est même pour ce symptôme et pour la dyspepsie, qui s'y trouve presque constamment liée, qu'une bonne partie de nos malades s'étaient rendues à Vichy ; il m'avait été facile, en remontant à l'origine de ces phénomènes morbides, de reconnaître qu'ils étaient symptomatiques d'une maladie de la matrice. Une autre (douzième) n'était venue que pour guérir de sa gravelle ; nous avons vu que la gravelle urique existait chez quatre malades sur quinze ; chez les sujets prédisposés, le repos forcé auquel les condamne une affection aussi prolongée peut agir comme cause occasionnelle de ce nouvel élément morbide.

Les douleurs lombaires et hypogastriques sont presque constantes ; mais nous les retrouverons plus loin tout aussi fréquentes chez des femmes atteintes d'autres formes ou d'autres degrés de maladies de matrice. La douleur lombaire peut-elle être considérée comme particulière au déplacement, tandis que celle qui occupe le bas-ventre répondrait à l'affection même de l'utérus : telle était la théorie qu'avait présentée M. Huguier ? Mais les faits lui donnent tort, puisque nous voyons, chez deux de ces malades (Obs. 5 et 12), une antéversion des plus prononcées exister sans douleur dans les reins, et qu'une troisième (Obs. 6) fut complétement débarrassée de ce symptôme après une cure de Vichy, la déviation persistant ; et dans ce cas, le déplacement était porté au point que la matrice était pour ainsi dire horizontalement couchée.

Les douleurs affectant particulièrement un des côtés du bas-ventre répondent-elles aux cas d'obliquité que nous avons notés? Pas davantage. Si dans l'observation 6 on peut invoquer, pour en rendre compte, la traction exercée sur le ligament large par la matrice inclinée du côté opposé, dans les deux autres cas (7 et 11), l'obliquité n'avait point amené de douleur dans l'une des fosses iliaques; et dans les observations 1, 2 et 9, ce phénomène existait sans qu'il y eût d'obliquité.

Le siége et la nature des douleurs éprouvées ne peuvent donc nullement faire préjuger la forme particulière de l'affection utérine que l'on a à combattre; nous citerons plus loin des exemples encore plus probants, où une forme plus aiguë de la maladie a existé sans qu'elle fût révélée par d'autres signes que des phénomènes sympathiques éloignés.

Du traitement.

Un engorgement indolent de l'utérus avec antéversion étant reconnu, quel traitement l'art offre-t-il à lui opposer?

Outre les pessaires, les ceintures hypogastriques et les cautérisations, on a opposé soit aux ulcérations, soit à l'engorgement, des injections et des bains de toute nature. Il n'est presque pas une station thermale en renom qui n'ait été expérimentée dans ce but. J'ai indiqué, dans la préface, les différentes eaux minérales dont l'usage a été conseillé pour ces maladies. M. Petit a recommandé l'emploi des eaux de Vichy; elles réussissent, d'après lui, lentement il est vrai, mais presque sûrement, à la condition que l'affection n'ait plus aucun caractère aigu, qu'il n'existe pas d'ulcération, et que la médication soit continuée longtemps, plusieurs années. Suivant M. Durand-Fardel, il faut, pour que ces eaux soient efficaces, que la malade ait déjà subi un traitement local, et que l'état dyspeptique ou chlorotique prédomine chez elle. On a déjà pu voir, par la lecture des observations précédentes, ce qu'il faut penser de ces conclusions et de ces restrictions.

Pour l'emploi des eaux de Vichy, le moyen d'application de ces eaux présente de nouvelles incertitudes. Ainsi les douches vaginales, si avantageusement employées ailleurs, sont également abandonnées par M. Petit comme par M. Durand-Fardel : l'un conseillait seulement des injections d'eau douce froide, et à l'autre « les injections d'eau minérale ne paraissent pas avoir beaucoup d'efficacité. »

D'après les idées émises par plusieurs médecins à la Société d'hydrologie, les eaux minérales agiraient surtout comme médication générale ; selon M. Durand-Fardel, elles n'agissent que de cette manière. Cet avis confirmait celui qu'avait soutenu M. Baud, dans le mémoire qui fut l'occasion, en 1849, à l'Académie de médecine, du premier débat sur la question des engorgements de matrice. Pour ce médecin, ces affections dépendent à peu près constamment d'un état morbide général, et c'est lui qu'il faut traiter. L'opinion qui les fait dériver d'un état diathésique est tout à fait conforme à celle que nous trouvons exprimée par les auteurs allemands. Ils insistent généralement sur ce fait, que les maladies de matrice atteignent surtout les femmes d'un tempérament lymphatique, les sujets torpides, cacochymes. Busch (voy. *loc. cit.*, t. III, p. 747) distingue la métrite chronique syphilitique, la métrite chronique arthritique, la scrofuleuse, et à chacune appartiennent des caractères différents : c'est ainsi que dans la première on remarque une tendance aux exulcérations du col ; dans la seconde, c'est le parenchyme utérin qui s'indure ; au contraire, la troisième est indiquée par une disposition au ramollissement et aux altérations de la muqueuse intra-utérine.

Je crois qu'on a exagéré cette opinion et qu'on aurait tort de trop la généraliser. Que si une même source minérale a guéri des malades dont la diathèse n'a pu être toujours la même, ou si le même état morbide a été traité avec succès par des eaux différentes, mais où il y avait toujours quelque chose de commun, il semble qu'il ne faut pas accorder une trop grande importance à l'état général et à l'effet général de la médication (1). On a pu le voir par la première série des observations que j'ai citées, il s'en faut bien que toutes ces malades fussent dans des conditions de chlorose et de cachexie ; je rappellerai seulement les sujets (1, 2, 3, 4, 6, 8) chez qui le résultat du traitement a été des plus avantageux. Que les eaux de Vichy, comme presque toutes les eaux thermales, aient une double action lo-

---

(1) Dans l'ouvrage de madame Boivin et Dugès, auquel il faut toujours en revenir lorsque l'on étudie les maladies de l'utérus, il est dit, t. II, p. 279 : « Une première indication, qui rentrerait aussi dans la prophylaxie, c'est de changer, s'il est possible, une constitution défavorable par l'emploi des moyens généraux. Sans parler des toniques, des antiscrofuleux, il est certain que le changement d'air, le séjour à la campagne, peuvent faciliter la guérison et la rendre durable...

» D'autres moyens, tout en agissant sur l'économie entière, ont aussi un effet plus marqué sur l'organe malade ; c'est comme résolutifs et fondants qu'ils agissent... » Et ils ajoutent que c'est seulement contre des engorgements indolents que des médications de ce genre pourront donner de bons résultats.

cale et générale, cela est évident ; mais est-ce par leur
effet sur toute la constitution de la malade qu'elles ont
agi ? dans les observations 5 et 11, où une demi-cure
a suffi pour arrêter le mal ; dans l'observation 12, où
loin de se sentir fortifiée, la femme qui en est le sujet
a quitté Vichy dans un état de fatigue et d'excitation
fâcheuse ? Évidemment non. Tout en reconnaissant donc
une part d'influence bien manifeste, dans un certain
nombre de cas, à cet effet général des Eaux sur une
constitution affaiblie, nous croyons qu'il ne faut pas négliger d'en étudier l'action locale, et c'est pourquoi nous
accordons au mode d'application du remède une valeur plus grande que ne l'ont fait d'autres médecins.

Prenant en considération l'observation que m'avait
faite à maintes reprises M. Petit, dont l'expérience
était le résultat de vingt années de pratique à Vichy,
sur les effets plutôt nuisibles qu'utiles qu'il avait retirés
de l'emploi des douches, je ne jugeai pas devoir y recourir ; cependant il me semblait, pour les raisons que
j'ai données, qu'il devait y avoir avantage à faire arriver l'eau minérale directement jusqu'à l'organe malade.
Je savais bien que dans le bain simple, l'eau pénètre
par la vulve jusqu'au fond du vagin. Dans plusieurs
circonstances, il m'a été possible de m'assurer, par le
toucher pratiqué chez une femme à la sortie de la baignoire, qu'une certaine quantité de liquide demeurait
comme emprisonnée au fond du conduit vaginal. Quant
aux injections, pour lesquelles la malade est plus maîtresse de proportionner à son gré la force du jet, leur
emploi n'est pas non plus sans difficulté lorsqu'il s'agit
de les faire avec une eau thermale ; bien des femmes
qui en ont déjà employé de différente nature et sans
succès, omettent de s'y astreindre ; il est difficile aussi

de les faire prendre pendant un temps suffisamment long.

Je trouvai à mon arrivée à Vichy un appareil fort simple, destiné à faire des *irrigations vaginales pendant le bain ;* il était complétement abandonné (1). Il se compose d'un petit cylindre de fer-blanc, de 80 centimètres environ de hauteur, ouvert en entonnoir à son extrémité supérieure, qui mesure environ 10 centimètres de diamètre ; il se rétrécit par le bas et se recourbe à angle droit en un conduit étroit, auquel s'adapte la canule de caoutchouc destinée aux injections ordinaires.

Lorsque la malade qui veut en user s'est assise dans la baignoire, elle tient ce cylindre droit devant elle, appuyé sur le fond de la cuve, la canule est introduite dans le vagin, et à l'aide d'un petit vase elle remplit le tuyau de l'eau du bain ; comme le liquide s'y trouve à un niveau plus élevé que celui de la baignoire, il s'écoule doucement au fond du vagin par les orifices de la canule, jusqu'à ce que le niveau soit le même dans le cylindre que dans la cuve ; on ajoute de nouvelle eau et ainsi de suite, tout le temps que doit durer l'irrigation.

---

(1) Dans les ouvrages que j'ai consultés, on fait peu mention des irrigations : on ne parle que de douches ou d'injections. Suivant madame Boivin et Dugès, celles-ci produiraient une irritation fâcheuse « et ne conviendraient que dans les métrites presque indolentes ; à plus forte raison, ne faudrait-il leur donner des *qualités plus actives* que dans les cas d'induration, de *gonflement, sans signes d'inflammation actuelle et évidente.* On ne s'est pas mal trouvé, dans ces circonstances, d'employer des douches, soit émollientes, soit *résolutives, portées jusque dans le vagin...* »

Dans son *Traité des affections granuleuses et ulcéreuses du col de l'utérus* (Paris, 1848), M. Al. Robert disait, page 84, à propos des irrigations : « Ce moyen peut convenir dans presque toutes les maladies du col de l'utérus... S'il s'agit d'un engorgement atonique, on aura recours aux irrigations toniques et astringentes... »

Il est évident que de cette manière on n'a aucune violence à redouter ; le jet est d'une extrême douceur, il se fait au milieu de l'eau, par le moyen d'une canule souple ; les malades n'en peuvent éprouver aucune fatigue, puisqu'une fois le cylindre rempli, l'opération se fait pour ainsi dire d'elle-même ; elle se continue sans gêne un quart d'heure, vingt minutes ou davantage.

La simplicité de cet appareil, la facilité de son emploi, et surtout la douceur du jet à l'aide duquel on devait parvenir à donner un véritable bain au col de l'utérus, m'engagèrent à m'en servir ; je le mis en usage dès 1853 contre les engorgements chroniques de l'utérus. Quant aux bains que j'ai prescrits, ce sont ceux qui se donnent habituellement à Vichy, de trois quarts d'heure à une heure de durée, d'une température de 32 à 34 degrés centigrades et demi-minéraux (1).

Pour l'eau en boisson, que j'ai constamment associée aux bains et aux irrigations, le choix de la source et la détermination des doses ont dû nécessairement varier selon le degré de la maladie, les symptômes secon-

(1) Les malades se plaignent souvent à Vichy de ce qu'on leur donne, pour le bain, une trop faible proportion d'eau minérale. De là toutes sortes de fraudes employées pour se faire concéder plus de moitié d'eau minérale, ce qui est la quantité ordinairement prescrite. Si l'on voulait pourtant réfléchir que chaque litre d'eau de Vichy contient 5 grammes environ de bicarbonate de soude, sans compter les autres éléments minéralisateurs, parmi lesquels l'arsenic figure pour une assez forte proportion (les analyses de M. Bouquet ont démontré que ces sources contiennent au minimum $0^{gr},001$ d'arsenic par litre ; les plus ferrugineuses en renferment $0^{gr},002$, ce qui équivaut à $0^{gr},003$ d'arséniate de soude) ; si l'on songeait que chaque bain comportant pour le moins 150 litres d'eau, ce qui fait pour un bain demi-minéral 75 litres, et par conséquent 375 grammes de bicarbonate de soude, plus une vingtaine de grammes de bicarbonate de potasse, plus les arséniates, etc., on comprendrait combien est puérile et mal fondée cette constante appréhension d'avoir des bains trop faibles.

daires dominants, la constitution et l'impressionnabilité du sujet, etc.

Cependant je ne me suis pas borné exclusivement à l'emploi des bains avec irrigations. Vichy possède une piscine alimentée par la source de l'Hôpital, et à laquelle une opinion soutenue par l'ancien inspecteur, M. Prunelle, accordait une grande importance pour le traitement des affections chroniques de la matrice. J'ai employé, dans un certain nombre de cas, ce système de bains avec succès.

Sur les quinze malades qui figurent dans notre première série, douze ont été traitées par les bains avec irrigations ; deux par les bains de piscine ; une, dont je n'ai pas dirigé la cure, par les bains simples : quel a été le résultat du traitement ?

Recherchant d'abord de quelle efficacité il a été contre les douleurs accusées par les malades, nous voyons que dans douze cas les souffrances ont disparu (huit fois après une seule cure, dans quatre cas après une seconde). Deux malades n'ont pas trouvé la guérison complète de leurs douleurs (ce sont la 11e et la 12e), mais une grande amélioration ; encore l'une, très nerveuse, très impressionnable, n'éprouvait-elle plus que des douleurs pour ainsi dire spasmodiques ; l'autre est cette dame, réduite par sa maladie à se tenir presque constamment couchée, le tronc plus bas que les jambes, avec complication de gravelle abondante, et qui à la suite de la première cure a commencé à marcher plus librement. Chez une dernière, parvenue à l'âge critique, souffrante depuis des années, qui ne prit que dix-neuf bains en tout, et dont l'observation est par conséquent incomplète, il y eut une simple amélioration. Je ferai remarquer que chez presque toutes, la maladie datait de plusieurs années ; quelques-unes d'entre elles, fatiguées, comme on l'a vu, des tentatives faites inutilement jusque-là pour guérir leur affection de matrice, y avaient renoncé, et étaient venues à Vichy pour une autre cause, pour combattre la gravelle ou les maux d'estomac, ou seulement pour accompagner quelque personne de leur famille. Je citerai comme exemples les observations 1, 4, 7, 9, 11, 12.

Quant à l'engorgement utérin, que je considère comme l'expression principale de leur maladie, qu'était-il devenu? Dans toutes les circonstances où j'ai pu m'assurer de l'état de la matrice par le toucher, j'ai trouvé que la tuméfaction avait disparu, soit dès la fin de la cure, soit ultérieurement.

Pour la déviation concomitante, dans six cas il ne m'a pas été possible de constater le résultat produit par le traitement; sur les neuf cas restants, cinq fois l'antéversion avait guéri en même temps que l'engorgement; quatre fois il a persisté. Sur trois de ces dernières malades, les douleurs avaient complétement disparu (Observ. 5, 6, 10), elles n'étaient donc pas causées par le déplacement; chez la dernière (12e) les souffrances avaient considérablement diminué.

Je signalerai comme particulièrement digne de remarque le fait rapporté sous le n° 7; lorsque la malade est revenue pour la seconde fois à Vichy, et qu'il m'a été possible de m'assurer par le toucher de l'état de l'utérus, je ne trouvai plus de trace de l'engorgement qui avait existé autrefois : je ne notai qu'une antéversion avec obliquité et excoriation du col. A la fin de la cure, l'antéversion avait disparu, en même temps que les excoriations. Chez cette dame, le traitement a eu un effet immédiat qui semble démontrer combien est favorable, surtout chez des sujets doués d'une grande irritabilité nerveuse, le procédé que j'ai employé des bains avec irrigation ; tandis que les injections ordinaires avaient toujours fatigué et irrité l'organe souffrant, les irrigations furent parfaitement supportées. Durant tout le temps de sa cure, cette dame ne ressentit pas une seule fois les tiraillements douloureux dans le bas-ventre et dans les reins, qui lui étaient habituels, et la guérison s'est maintenue.

Sur ces quinze malades, j'avais constaté huit fois la présence d'une rougeur vive, d'excoriations ou de granulations sur le col, une fois même d'un ulcère douloureux au toucher. Le résultat de la cure a été trois fois la guérison complète de ces symptômes ; elle a été une fois incomplète (Observ. 11). Dans un cinquième cas (Observ. 12), la rougeur vive a persisté ; dans les trois derniers, je n'ai pu m'assurer par l'inspection de l'état du col ; mais les malades (Observ. 2, 3 et 5) ont parfaitement guéri.

Quant à la valeur d'un traitement local antérieur, condition de la guérison à Vichy, d'après M. Durand-Fardel, nous ferons déjà remarquer que chez les sujets des observations 3, 8 et 12, il n'en avait été fait aucun ; et pourtant les deux premiers trouvèrent à Vichy une guérison complète, et le dernier une très grande amélioration.

CHAPITRE II.

DES PHLEGMASIES UTÉRINES.

En regard des observations précédemment citées, et qui ont trait à des engorgements indolents de l'utérus, nous allons présenter un autre groupe de faits, assez analogues en apparence aux premiers, mais où une étude attentive nous permettra de signaler des différences importantes basées soit sur de nouveaux phénomènes morbides, soit sur l'ensemble des symptômes ; ces nouveaux faits se rapportent à des phlegmasies de l'utérus.

Ici nous nous trouvons arrêté aussi dès le début par l'opinion qu'a émise M. Cazeaux à l'Académie de médecine, dans la célèbre discussion de 1854. De même que M. Velpeau a presque nié l'engorgement, M. Cazeaux a presque révoqué en doute l'existence de la métrite. Ainsi, pendant que tant d'auteurs, depuis madame Boivin et Dugès, rapportaient la plus grande partie des affections utérines à la phlegmasie aiguë, subaiguë ou chronique de cet organe, opinion défendue récemment par M. Bennett, en Angleterre (1), par Scan-

(1) Dans son *Traité pratique sur l'inflammation de l'utérus* (*Treatise on Inflam. of the uterus*), M. Bennett cherche à établir que, dix-neuf fois sur vingt, la phlegmasie du col est la cause des accidents qu'éprouve une jeune femme du côté de la matrice. L'inflammation du corps de l'utérus est rare, dit-il, parce qu'il manque de tissu cellulaire, que le parenchyme est dense, qu'il a peu de vaisseaux, une muqueuse élémentaire ; dans le col, au contraire, tous les éléments sont plus riches... Nous croyons que M. Bennett a fait trop large la part de l'inflammation dans les affections du col de l'utérus, et que, d'un autre côté, la restriction posée par lui au sujet de la phlegmasie du corps de la matrice est trop absolue : cette phlegmasie, moins commune que celle du col, est loin d'être rare, ainsi qu'on pourra s'en convaincre par la lecture des observations suivantes.

zoni, en Allemagne, M. Cazeaux trouvait qu'on invoquait beaucoup trop souvent cette phlegmasie ; la métrite *parenchymateuse* devait être bien rare, selon lui, puisqu'il ne l'avait jamais rencontrée sur le cadavre, et l'on avait tort de lui attribuer des troubles divers. A cette déclaration, M. Depaul opposa six ou huit cas d'inflammation évidente du parenchyme utérin, puisqu'elle fut constatée par l'autopsie. Sans parler de la métrite aiguë, qui sort du cadre de notre observation, la métrite chronique a ses signes anatomiques qui ont été exposés par différents auteurs. C'est ainsi que, suivant M. Chomel (*Dict. en 30 vol.*, t. XXX, p. 246), l'utérus a été trouvé, dans ce cas, plus volumineux, plus pesant, avec ses parois épaissies, son tissu plus dense, plus ferme, souvent décoloré ; quand la phlegmasie est limitée, la partie malade est tuméfiée, dure ; le col, ordinairement augmenté de volume, offre divers degrés de consistance. — D'après Scanzoni (voy. *Lehrbuch der Krankh. der weibl. Sexualorg.*, 1857, art. *Métrite chronique*), la matrice est toujours augmentée de volume ; elle a acquis parfois jusqu'au volume du poing..... La tuméfaction porte surtout sur les parois ; celle du fond peut mesurer jusqu'à 1 pouce ($0^m,025$) d'épaisseur..... L'organe est épaissi, induré ; sa coloration est normale ou d'un rouge livide ; à un certain degré de la maladie correspond l'anémie du tissu ; à un degré de plus, on constate l'hyperémie des parois..... L'examen microscopique du parenchyme utérin montre une augmentation du tissu cellulaire, par suite de l'organisation de l'exsudat déposé entre les fibres ; cette hypertrophie peut amener la compression des conduits sanguins ; ceux-ci se rompent quelquefois, de là des extravasations de sang. De même il peut se faire une stase dans les vaisseaux de la muqueuse, d'où résultent des modifications diverses, des érosions. — Enfin, on trouve l'état variqueux des vaisseaux du voisinage..... La métrite parenchymateuse chronique est donc anatomiquement démontrée.

Quant aux *causes* de cette phlegmasie, on en énumère un grand nombre dans nos différents traités. Elle est le plus souvent la suite d'une couche ou d'une fausse couche. On a indiqué bien des causes occasionnelles plus ou moins probables, dont l'intervention peut, dans l'état puerpéral, amener l'inflammation de la matrice. Cependant Wigand a exprimé depuis longtemps l'opinion que, si avant une couche, une femme était bien portante, l'utérus dans une position normale, s'il n'y a pas eu d'obstacle à l'accouchement, toutes les circonstances invoquées, *en dehors des lésions mécaniques*, (telles que les imprudences commises par la malade, etc.), ne peuvent produire qu'une disposition à l'inflammation, un état d'éréthisme particulier ; mais pendant la métamorphose continue à laquelle la matrice est alors soumise, il ne peut s'établir une inflammation véritable, et un traitement approprié triomphe de cet état.

Parmi ces lésions mécaniques, il en est une que personne n'avait encore formellement indiquée, et que mes observations m'ont conduit à signaler (voy. *Mémoire sur la métrite puerpérale idiopathique, Archiv. génér. de médecine,* 1847) : c'est la déchirure profonde du col de l'utérus, qui m'a paru être une cause fréquente de cette affection. La déchirure de la commissure gauche des lèvres du col, par suite de l'expulsion du fœtus, est un fait à peu près constant et dont les accoucheurs se préoccupent peu. On conçoit que cette lésion, quand elle est peu étendue, n'ait qu'une faible importance ; mais lorsqu'elle dépasse, disais-je, les limites ordinaires, lorsque huit, quinze jours ou même un mois après l'accouchement, on constate encore une entaille profonde au col de la matrice, il n'est plus possible de n'en pas tenir compte. Sur sept primipares recueillies dans le service de M. Rayer à la Charité, et atteintes de métrite, j'avais reconnu quatre fois l'existence de cette lésion. Dans le résumé des observations qui vont suivre, on verra qu'elle s'est rencontrée plus fréquemment encore.

La métrite est susceptible de présenter, en dehors de l'état aigu, des *formes diverses*. A l'état subaigu ou chronique, elle se révèle par des symptômes variables auxquels on n'a pas toujours accordé une attention suffisante ; parfois réunis chez le même sujet, ils sont d'autres fois séparés, sans qu'il soit possible d'en trouver la cause. Nous allons citer des faits assez nombreux pour bien établir ces différentes formes morbides. Le résultat du traitement, moins favorable dans la majorité de ces cas, montrera de quelle importance il est, pour le praticien, de reconnaître la persistance d'un état inflammatoire souvent obscur, avant de songer à leur appliquer une médication si efficace contre les engorgements simples, qui sont souvent la conséquence de ces phlegmasies.

DEUXIÈME SÉRIE.

PHLEGMASIES UTÉRINES.

A. — Métrites subaiguës ou chroniques, avec hyperesthésie du col, avec antéversion, le plus souvent avec induration du tissu utérin.

OBSERVATION 16. — *Métrite suite de couches; col induré, fongueux, sensible, saignant; orifice béant. — Amélioration obtenue par une cure prolongée (quarante-cinq bains). — Après neuf mois, retour des accidents, accompagnés d'antéversion. Nouvelle amélioration, qui s'observe encore à la suite d'une troisième cure, suivie d'une grossesse.*

Madame J..., vingt-huit ans, blanchisseuse à Dijon, de constitution un peu délicate, de tempérament lymphatique, brune, traitée depuis longtemps pour une affection chlorotique, habituellement bien réglée, est accouchée de son premier enfant il y a quatre ans et d'un second il y a trois ans. Bien que l'une et l'autre couche aient été naturelles, elle a éprouvé, à partir de la seconde, des douleurs dans le bas-ventre et dans les reins, caractérisées par une sensation de brûlure presque continuelle dans les parties génitales et des tiraillements dans le côté droit du ventre; elle ne pouvait plus se coucher sur le côté; le décubitus sur le dos calmait les souffrances.

M. le docteur Canquoin a employé sans succès des applications de sangsues sur le col, puis des cautérisations avec le nitrate d'argent. Outre cette affection de l'utérus, madame J... a éprouvé, au mois de septembre dernier, des douleurs dans l'hypochondre droit, qui remontaient jusque dans l'épaule; il n'y a jamais eu de nausées ni de vomissements, ni de teinte ictérique. Depuis cette époque, elle est sujette à des coliques après le repas, surtout après l'ingestion d'aliments végétaux. Lorsqu'elle se fatigue, ces douleurs se font ressentir.

Arrivée à Vichy pour la première fois le 4 juin 1854, elle présente l'état suivant : l'orifice vaginal est induré sur presque tout son pourtour comme s'il était formé d'un tissu inodulaire. Le col est haut, dense, d'une dureté ligneuse, inflexible ; il présente une certaine sensibilité au toucher ; sa direction semble normale. Au spéculum, on voit sa surface antérieure légèrement tuméfiée, d'un rouge uniforme ; il existe un cercle, au pourtour de l'orifice, de 2 centimètres de diamètre, d'un rouge vif, excorié, saignant ; un peu de liquide purulent occupe l'entrée du canal utérin. L'émission de l'urine et celle des matières fécales se font d'une manière normale. (Bains avec irrigations ; cinq demi-verres d'eau de l'Hôpital.)

12. Le traitement est bien supporté par la malade, dont le moral est très affecté. Apparition des menstrues, qui durent jusqu'au 16, plus longues que de coutume, formées d'un sang pauvre.

19. Depuis hier, il s'est déclaré une perte blanche insolite...

3 juillet. Céphalée, gastralgie, leucorrhée persistante. Je remplace l'eau de l'Hôpital par l'eau Lardy.

7. Je trouve, au spéculum, le col manifestement tuméfié, avec une sorte d'anfractuosité à la commissure gauche ; sous la pression de l'instrument, qui est assez douloureuse, il s'écoule un peu de sang par l'orifice large béant. Apparition des menstrues le 9.

Jusqu'au 29 il a été pris quarante-cinq bains et bu chaque jour cinq demi-verres d'eau Lardy, qui, au dire de la malade, « la faisait mieux digérer et empêchait les maux d'estomac. » Elle ne peut toujours pas se coucher sur le côté droit, la marche lui cause à peu près autant de fatigue ; la leucorrhée persiste, malgré les injections à l'eau blanche substituées à celles du bain ; les coliques de bas-ventre ont cédé. Je trouve le col moins dur qu'à l'arrivée, nullement sensible, sans tuméfaction notable et dans une situation normale. L'orifice reste béant ; je ne sens pas au doigt l'anfractuosité de la commissure gauche.

En quittant Vichy, madame J... s'est trouvée fatiguée. Trois semaines après son retour à Dijon, elle a subi l'influence cholérique. L'hiver s'est assez bien passé ; mais, à la fin d'avril, à la suite de grandes fatigues, les douleurs sont revenues plus vives. Sur le conseil de son médecin, la malade a adopté l'usage d'une ceinture hypogastrique. Elle se représente à moi le 26 juin 1855.

Le col, à la hauteur normale, est assez fortement porté en arrière, dur, indolore ; lorsqu'on l'accroche avec le doigt indicateur, on parvient à l'amener en avant comme si l'on tendait un ressort, qui se détend dès qu'on cesse la traction. Ce mouvement d'abaissement est favorisé par la pression sur l'hypogastre. Au spéculum, le museau de tanche ne se voit pas sans quelque peine ; la lèvre antérieure présente de la rougeur, mais plus d'excoriations ; l'orifice n'est plus entr'ouvert. La leucorrhée est toujours abondante.

Le même traitement que l'an dernier est mis en usage. La malade prend successivement vingt-six bains, et presque toujours avec irrigations à l'aide du cylindre. Les règles sont venues avec leur avance ordinaire de cinq jours. Le 28 juillet, elle cesse son traitement ; elle trouve qu'il y a moins de lourdeur dans le ventre ; la sensation de brûlure s'est encore reproduite dernièrement, non plus dans l'aine, mais dans la fosse iliaque droite. La malade porte toujours sa ceinture hypogastrique ; dès qu'elle la quitte, elle éprouve des tiraillements dans les reins et le col remonte plus en arrière. Je le trouve toujours un peu dirigé dans ce sens, de telle sorte que c'est sa face antérieure que le doigt rencontre ; elle est bombée, du reste indolore et de consistance à peu près normale. La leucorrhée persiste.

Madame J… revient pour la troisième fois à Vichy le 24 juin 1856. Elle s'est assez bien portée depuis l'an passé ; pour la fortifier, on lui a fait prendre avec succès du sirop iodo-tannique. Depuis quelque temps, à la suite de veilles et de fatigues causées par la maladie de son frère, elle a de nouveau souffert du côté droit. Approche des règles. (Le même traitement est repris ; la malade boit, outre l'eau Lardy, quelques verrées d'eau Chomel.) Le 3 juillet, après sept bains, je l'examine et je trouve le col toujours ferme, la lèvre antérieure un peu grosse, tendue, indolore ; la fente un peu large encore. Quand j'introduis le spéculum, le col y tombe brusquement ; je vois les deux lèvres au même degré de tension, de teinte bleuâtre, mais sans lésion. La malade quitte le 18, après avoir pris vingt-trois bains. Au toucher (avec la ceinture), le col est à la hauteur normale, toujours un peu dirigé en arrière. Au spéculum, la lèvre antérieure présente des traces de cicatrisation sans plus aucune lésion ; il s'écoule de l'orifice un mucus transparent. Parfois la malade ressent encore vers l'aine droite un peu de « ses anciens brûlements ; » mais la sensation est prompte à disparaître. En somme, son état est satisfaisant.

Six mois après (16 janvier 1857), une lettre de la malade m'apprit qu'après cette cure elle avait effectivement « éprouvé une légère amélioration ; la douleur du côté » droit paraissait s'effacer un peu ; pour la ceinture, elle » n'a jamais essayé de s'en passer.

» Malheureusement, le mieux n'a pas continué ; six » semaines après son retour, elle était devenue en- » ceinte… »

Plus tard (le 24 mars), elle m'écrivait : « La douleur que j'éprouvais au côté droit s'est reportée du côté gauche, beaucoup plus forte, au point de me forcer à garder le lit ; en dernier lieu, j'ai souffert du bas-ventre... »

J'ai donné cette observation avec détail, afin de montrer combien il a fallu de temps, pour arriver, non pas à une guérison, mais à des améliorations momentanées ; encore faut-il noter qu'ici le traitement de Vichy et le temps n'ont pas seuls agi. Pourtant, il n'est pas douteux que la médication alcaline n'ait eu quelque efficacité ; à la fin de chaque saison, j'ai constaté une amélioration évidente dans l'état local, ainsi que dans les souffrances éprouvées ; et cet état de choses s'est maintenu jusqu'à ce qu'une nouvelle cause de congestion (fatigue de la profession, veilles répétées, grossesse) ait amené une nouvelle exacerbation.

Quelle a été, dans ce cas, la lésion primitive ? Lors de la première saison, j'ai constaté, non pas au début, où l'état fongueux du col a sans doute masqué quelques détails, mais après qu'un certain nombre de bains eût été pris, une anfractuosité près de la commissure gauche ; j'ai indiqué plus haut la valeur que j'attribuais à cette lésion comme cause occasionnelle fréquente de la métrite. Le symptôme sur lequel j'appelle l'attention est cette douleur vive et constante, ressentie du côté droit, dans l'aine et dans la fosse iliaque. Chaque cure, ai-je dit, avait amené une amélioration dans l'état de la malade. En effet, à la fin de la première, l'induration qui avait été considérable, puisqu'elle rappelait la dureté du bois, avait diminué ; la sensibilité morbide avait cédé ; l'anfractuosité n'était plus perceptible. L'amélioration a duré près de neuf mois, et lorsqu'à la suite de grandes fatigues la malade se représente à nous, l'induration s'est reproduite, accompagnée d'une antéversion, qui est ici la conséquence évidente de l'engorgement ; mais les excoriations n'ont pas reparu. Après vingt-six bains, l'induration a de nouveau cédé, et enfin une troisième fois l'engorgement qui s'est reproduit est encore réduit par la cure alcaline. Les douleurs n'avaient pas cessé, mais diminué, lorsque survient une grossesse, et les souffrances reparaissent avec une nouvelle intensité.

Dans l'une des observations suivantes, les douleurs de la métrite chronique se sont calmées à partir du moment de la nouvelle grossesse, ce qui est le cas habituel.

OBSERVATION 17. — *Antéversion avec induration et sensibilité du col saignant à la pression et largement fendu (complication de gravelle biliaire, d'asthme et de gravelle urique). — Amélioration légère après la première cure. — Apparition d'un phlegmon péri-utérin. — Nouvelle amélioration après une seconde saison.*

Madame R..., de Paris, quarante ans, petite, lymphatico-nerveuse, extrêmement impressionnable, a eu treize couches ; c'est de la dernière, remontant à plusieurs années, que date la maladie de matrice dont elle est atteinte, concurremment avec des coliques hépatiques et la gravelle urique. Elle est prise assez souvent de douleurs dans la région du foie, d'ictère même, quelques jours avant les règles ou pendant leur durée. La station debout et la marche fatiguent beaucoup la malade, qui souffre d'une sensation de pesanteur sur le fondement et d'engourdissement au niveau du pubis. Mon savant confrère, M. Aran, m'apprit qu'il avait obtenu une amélioration relative, au moyen de bains de siége froids et de douches froides. (Je ne donne ici que sommairement cette observation intéressante à d'autres égards, et dont les détails étrangers à la maladie d'utérus trouveront mieux leur place ailleurs.)

Venue à Vichy, le 2 août 1855, cette dame présentait l'état suivant : le col se rencontrait en arrière et à droite, pas plus volumineux qu'à l'état normal, mais d'une dureté de bois et sensible à la pression. L'application du spéculum, douloureuse, détermine un saignement de l'utérus qui se renouvelle à chaque exploration : l'orifice, difficile à apercevoir, me parut largement fendu... Le foie ne me sembla pas hypertrophié, mais je constatai une tuméfaction du rein droit.....

Le 26 août, après vingt-trois bains avec irrigations et quelques verrées d'eau Chomel prises chaque jour, je trouvai le col peut-être moins dur, toujours très sensible, ainsi que la face antérieure du corps qui se sent en avant. (Pendant le traitement, la malade avait eu deux crises hépatiques.)

Une lettre de M. Aran, du 12 février 1856, m'apprit que les conditions physiques du col étaient toujours sensiblement les mêmes... « La station debout et la marche étaient un peu difficiles lorsqu'elles se prolongeaient, mais madame R... avait beaucoup gagné sous le rapport des sensations de pesanteur sur le fondement et principalement d'engourdissement au niveau du pubis. » Les règles autrefois très abondantes, arrêtées avant la saison de Vichy, avaient reparu, mais elles avaient manqué le 6 février ; la malade semblait approcher de la ménopause.

Elle revint à Vichy le 30 juillet 1856, ou plutôt elle y fut transportée. Pendant le trajet de Paris à Vichy, elle avait eu des vomissements répétés et plusieurs syncopes. Un élément nouveau était venu compliquer la scène pathologique : asthmatique depuis longtemps, madame R... avait été récemment atteinte d'une bronchite aiguë, suivie d'un catarrhe pulmonaire. L'urine déposait abondamment du sable urique, et la gravelle biliaire se montrait fréquemment dans la matière des selles... Les digestions étaient très difficiles.

Au toucher, je trouvai le col un peu haut, en arrière et à droite, moins dur; le corps ne se sentait plus en avant; mais une sorte de prolongement rénitent, douloureux au toucher, partait du col en arrière et à droite (phlegmasie péri-utérine). Je repris le même traitement, dont le début fut retardé par des crises de suffocation avec bronchite intense, suivies de coliques hépatiques violentes. Enfin, le 7 septembre, après vingt-deux bains, l'état général et local s'était fort amélioré. Au toucher, le col s'offrit dans la situation et à la hauteur normales, bien moins dur et peu sensible; la tumeur péri-utérine était elle-même moins marquée et beaucoup moins douloureuse.

Le 31 décembre, M. Aran revit la malade, qui, à la suite d'une époque menstruelle, accusait de nouvelles souffrances: «l'antéversion, l'hyperesthésie du col étaient toujours très marquées, et elle se plaignait d'une sensation de poids qui témoignait suffisamment de l'état congestif de l'organe utérin. » Mais, pendant les premiers mois de 1857, son état s'était amélioré.

Cette observation offre, avec la précédente, de l'analogie en raison de l'extrême dureté jointe à l'hyperesthésie du col. Ici la métrite était compliquée de gravelle biliaire et de gravelle urique, il s'y joignait de l'asthme et des douleurs dans les petites articulations; en un mot, la diathèse goutteuse était des plus prononcées.

Malgré ces complications, la première cure avait produit quelque amélioration. Quand la malade se présenta pour la seconde fois à mon examen, l'utérus s'était en partie redressé, la dureté avait diminué, ainsi que la douleur réveillée par la station prolongée ou par la marche. Un nouveau symptôme était apparu : je veux parler du phlegmon péri-utérin. Une amélioration très marquée fut le résultat de la seconde cure ; mais quatre mois ne s'étaient pas écoulés qu'il survenait une nouvelle recrudescence. Cette ténacité de la maladie, malgré la double cure alcaline, présente un contraste frappant avec le résultat de ce même traitement dans toutes les observations du groupe précédent.

OBSERVATION 18. — *Antéversion complète avec tuméfaction, induration et hyperesthésie extrême de l'utérus. — Amélioration momentanée à la suite d'une cure de Vichy.*

Madame V... (des Deux-Sèvres), trente-trois ans, très impressionnable, a eu sept enfants en dix ans; déjà fatiguée par ses précédentes couches, elle a été atteinte, à la suite de la dernière, d'une métrite et d'une *phlegmatia alba dolens*. Elle a été aux eaux de Bagnères, qui ont produit un peu d'amélioration dans son état. Les souffrances continuant néanmoins, elle suivit un traitement hydrothérapique qui fut sans résultat, de même que les bains de mer.

Cette dame est aujourd'hui dans un état de souffrance presque continuelle ; les reins, les cuisses, tout l'abdomen, sont le siége de douleurs qui acquièrent par moment un haut degré d'acuité. Elle ne peut faire quelques pas sans éprouver une lassitude extrême.....

Le 23 août 1856, je constate, par le toucher, une antéversion complète. Le col, très haut en arrière, peut à peine être atteint par le doigt; le corps de l'utérus, induré, est transversalement couché dans le petit bassin, le fond dirigé derrière le pubis; le toucher révèle une hyperesthésie extrême. Il existe une constipation opiniâtre, et le besoin d'uriner se fait sentir à toute minute. Mᵐᵉ V... souffre en outre d'une gastralgie déjà ancienne. (Bains avec irrigations, quelques demi-verres d'eau Chomel.)

Le 15 septembre, il a été pris vingt bains. Depuis que les règles ont reparu (très peu abondantes), la malade a de nouveau ressenti de très vives douleurs. Le col utérin est toujours haut en arrière, d'une sensibilité excessive; mais le corps ne se sent plus en avant.

Le 20, pour la première fois, je procède à l'exploration par le spéculum, qui a presque toujours, me dit-on, été faite en vain et qui est très-douloureuse. Il m'est impossible en effet d'arriver à l'orifice dirigé tout en arrière, la face antérieure du col se voit incomplètement.

Madame V... part le 25, après avoir pris trente bains, souffrant presque autant qu'à son arrivée. Trois mois après, elle m'écrivait qu'elle avait dû se décider à l'avulsion de neuf dents, ces opérations avaient ébranlé son peu de santé : « Néanmoins je trouve un peu d'amélioration dans mon état ; je marche un peu parfois... Je souffre moins à l'habitude ; je suis souvent debout, non pas longtemps, toute ma pensée étant pour un siége quelconque... » Après trois autres mois, j'apprends que l'amélioration ne s'est pas soutenue.

Cette observation incomplète, offre néanmoins de l'intérêt par l'intensité des symptômes : déviation telle, que la matrice est couchée horizontalement, tuméfaction, induration, sensibilité excessive au toucher, endolorissement général de presque tout l'abdomen, ténesme vésical continuel avec constipation opiniâtre, progression presque impossible, gastralgie intense, névropathies diverses, tel est le triste tableau de l'état de la malade. La cure de Vichy a produit une amélioration momentanée.

OBSERVATION 19. — *Antéversion avec obliquité de l'utérus, tuméfaction, induration, rougeur vive et sensibilité du col; troubles variés du système nerveux. — Traitement incomplet; amélioration notable de l'état général.*

Madame F..., vingt-neuf ans, de bonne constitution, de tempérament lymphatico-nerveux, arrive à Vichy le 6 août 1854. Cette dame a séjourné douze ans en Algérie. En six ans de mariage, elle a eu deux couches et quatre fausses couches. Elle éprouve des troubles variés du système nerveux, des suffocations la nuit; elle est sujette aux vapeurs, aux défaillances; de plus, elle souffre de gastralgie, et c'est pour combattre ses douleurs d'estomac qu'on lui a conseillé les bains de Vichy. La malade se plaint, en outre, de douleurs dans les deux hypochondres. L'exploration attentive de ces deux régions, non plus que celle de l'épigastre, ne révèle aucune augmentation de volume, ni aucune sensibilité morbide des organes. Néanmoins la constitution générale a évidemment souffert; il s'est déclaré peu à peu un amaigrissement sensible. Je crus devoir revenir sur la question des couches, voici ce que j'appris: A la suite de sa deuxième couche, en 1850, Mme F... fut soumise à de grandes fatigues; elle dut faire des courses prolongées à cheval. Il se déclara une grosseur dans le flanc droit, qui dura deux ans. En même temps la malade avait éprouvé des douleurs de reins réveillées par le fait de la marche, douleurs qui s'étaient fait ressentir aussi dans le bas-ventre, qui persistaient, et auxquelles elle s'était pour ainsi dire habituée.

Je procédai à l'exploration de l'utérus et je trouvai, au toucher, le col assez haut, un peu à gauche et en arrière, gros, dur, sensible, l'orifice dilaté, la lèvre antérieure constituée par un large bourrelet. Au spéculum, je constatai une teinte rouge foncé, comme sanguine, de toute la face antérieure du col jusqu'à l'orifice. Émission de l'urine normale, menstruation régulière, constipation habituelle. Je prescrivis des bains demi-alcalins avec irrigations pendant le bain, et deux ou trois verres par jour d'eau de l'Hôpital.

Je ne revis plus la malade que le 26 août. Elle avait pris en tout dix-sept bains et bu dans ces derniers temps jusqu'à quatre verres d'eau de l'Hôpital. Un changement heureux s'était fait dans sa physionomie; les joues s'étaient remplies, le teint était clair. Madame F... était fort satisfaite du résultat de son traitement; elle n'avait plus de douleurs d'estomac. Ses digestions, qui avaient été laborieuses, se faisaient maintenant bien mieux. Elle n'avait plus de spasmes ni de suffocations; mais elle souffrait toujours dans les reins, elle y éprouvait la sensation pénible que produit, à l'état normal, une longue marche ; elle souffrait aussi quelquefois encore du bas-ventre.

Au toucher, je retrouvai le col dans la même situation qu'à mon premier examen, toujours gros et dur, avec un petit appendice mou (muqueuse infiltrée) de la lèvre inférieure, tandis que le bord de la lèvre postérieure était mince et tranchant; la pression sur l'hypogastre, indolore, abaissait un peu l'utérus. La malade quitta Vichy le lendemain, malgré mon insistance pour lui faire continuer sa cure.

Bien des malades viennent à Vichy, comme celle qui fait le sujet de cette observation, pour de prétendues maladies d'estomac, et dont la gastralgie, liée le plus souvent à un état chloro-anémique, n'est que symptomatique d'une affection de l'utérus. Il s'agit ici d'une métrite, accompagnée probablement au début d'un phlegmon pelvien ; je ferai remarquer, outre les douleurs caractéristiques dans les reins et dans le bas-ventre, quelle série de troubles divers du système nerveux l'affection utérine avait entraînés à sa suite, chez cette femme d'un tempérament éminemment nerveux.

Quel a été le résultat du traitement fort incomplet suivi par la malade? La tuméfaction a persisté, aussi bien que le déplacement qui en est la conséquence. Mais une grande amélioration s'est faite dans l'état de cette dame ; la gastralgie pour laquelle elle était uniquement venue réclamer des soins, avait disparu ; la constitution s'était rapidement fortifiée.

Le petit bourrelet œdémateux qui s'est manifesté à l'extrémité du col utérin, et que nous retrouverons dans plusieurs des observations suivantes, disparaît le plus souvent en quelques jours, lorsque l'on fait cesser les irrigations.

OBSERVATION 20. — *Métrite datant de quatorze ans avec antéversion; col large, dur, sensible, à lèvres écartées; granulations; complication de coliques hépatiques et de gravelle urique; âge critique. — Deux saisons de Vichy: diminution des souffrances.*

Madame R..., du département de l'Oise, quarante-cinq ans, grasse, molle, lymphatique, est venue faire une première cure à Vichy en 1855, sous la direction de M. Petit, pour des coliques hépatiques. Elle revient, le 20 juin 1856, compléter sa cure (depuis la première saison, il ne s'est plus déclaré de véritables coliques). Mais la malade m'apprend, en outre, qu'elle souffre d'une maladie de matrice depuis treize à quatorze ans. En deux ans, elle a eu trois couches, dont une double ; la dernière remonte à vingt-quatre ans ; elles n'ont rien présenté de particulier. Madame R... attribue sa maladie à une chute qu'elle a faite sur les reins. Elle a subi bien des traitements ; elle a été cautérisée pour des végétations du col de l'utérus.

La malade présente tous les signes de l'anémie : teint jaune, pâleur extrême des muqueuses, gastralgie, etc. La palpation des régions hypochondriaque droite et rénale n'offre aucune altération appréciable du foie ni des reins. Madame R... rend quelquefois, avec l'urine, du sable rouge (que j'ai reconnu au microscope être formé par de l'acide urique). Elle souffre dans les lombes ainsi que dans l'aine droite; la marche est pénible. Au toucher, je trouve le col en arrière, haut, assez gros, dur, sensible; les bords de l'orifice sont largement écartés; le corps se sent en avant et à droite.

Je fais prendre successivement vingt-cinq bains avec irrigations. L'eau de la Grande-Grille, qui, au dire de la malade, « lui mettait le feu dans le corps, » a été remplacée par celle de l'Hôpital, associée à l'eau Lardy. A la fin de la cure, elle éprouve quelque fatigue; les digestions, qui étaient devenues bonnes, commencent à ne plus l'être. Quant à ses douleurs dans les reins et dans l'aine, elles ont diminué; les fleurs blanches, qui étaient abondantes, ont cessé; madame R... dit qu'elle se sent « dégagée à l'intérieur. » Les palpitations sont moins vives.

Au toucher, je trouve le col dans la même situation, encore dur et largement ouvert; le corps se sent toujours en avant.

Cinq mois après, le 24 décembre, la malade m'écrivait que, depuis son départ de Vichy, elle s'était trouvée assez bien jusqu'au 10 novembre; elle avait un retard de deux mois; à cette époque, les règles sont venues en grande abondance, ce qui l'a beaucoup fatiguée; « les douleurs, à l'aine droite, sont passagères; dans les reins, elles sont peu fréquentes; la marche est toujours un peu fatigante; souvent, vers le soir, elle éprouve des inquiétudes fort pénibles... » M. le docteur Dupré, de Chantilly, qui examina la malade le 16 décembre, lui remit une note, où je lis que « le col en arrière est toujours volumineux, dur; il présente quelques granulations avec un suintement purulent peu abondant; la sensibilité est extrême au toucher;... la santé générale est assez bonne; il n'existe aucune perturbation dans les fonctions hépatiques. »

OBSERVATION 21. — *Métrite chronique suite de couches nombreuses et rapprochées, compliquée de phlegmasie péri-utérine et de gravelle urique avec mobilité du rein droit.—Durant la cure, il survient une exacerbation momentanée; à la fin, la tuméfaction et l'induration du col avaient diminué, ainsi que la saillie du rein.*

Madame D..., de la Havane, trente ans, petite, de bonne constitution, de tempérament bilioso-nerveux, a eu six couches et une fausse couche. A la suite de l'avant-dernière couche, qui eut lieu il y a deux ans, elle a commencé à souffrir du bas-ventre; les douleurs ont augmenté après la dernière, qui date de dix mois. Depuis que l'augmentation des souffrances a nécessité un repos presque absolu, ses urines ont commencé à déposer du sable rouge. M. Rayer, ayant été consulté par elle, lui conseilla une cure à Vichy, où elle arriva le 13 août 1856.

Procédant à l'examen de cette dame, couchée, je reconnus, par la palpation profonde du côté droit de l'abdomen, la présence d'une grosseur qui n'était un peu douloureuse à la pression que vers son extrémité supérieure; elle avait la forme et la situation d'un rein mobile; tel avait été le diagnostic porté par mon savant maître. Le foie était dans ses limites normales.

Par le toucher vaginal, je constatai que le col était un peu haut et en arrière, gros, dur, tendu, la fente de l'orifice large; les deux lèvres formaient deux bourrelets résistants. Le corps de l'utérus se sentait vaguement en avant, où le toucher déterminait un peu de douleur. Au

7

spéculum, je vis sur la face antérieure, rosée, gonflée du col, trois petits points blancs, sans relief, sans rougeur à l'entour; le museau de tanche était sain. Il n'existait ni leucorrhée ni pertes rouges ; mais la malade se plaignait de douleurs fréquentes dans le bas-ventre et dans les reins et surtout dans le flanc droit. (Bains avec irrigations, cinq demi-verres d'eau de l'Hôpital.) Les règles, attendues le 5, ne sont pas venues ; madame D... a la certitude de n'être pas enceinte.

Le traitement est bien supporté. L'urine, que j'ai examinée dès le second jour, avait déposé du sable rouge ; je reconnus au microscope qu'il était formé par de gros cristaux d'acide urique.

Le 25, la malade avait pris douze bains ; je trouvai le col dans une situation à peu près normale ; il n'était ni bien large, ni dur, ni douloureux. Il existait de l'hyperesthésie au corps de l'utérus, d'où partait, du côté droit, une sorte de corne dure... Au spéculum, je vis encore les trois points blancs, semblables, pour l'aspect, à des grains de semoule aplatis. L'urine a cessé de déposer. Les règles ont paru le 20, mais n'ont pas duré, malgré les pédiluves et l'application de cataplasmes chauds sur le bas-ventre. Le traitement n'a été interrompu qu'un seul jour.

Le 5 septembre, il a été pris vingt bains; depuis quelques jours, l'introduction de la canule pour les irrigations est pénible. La malade souffre toujours dans les reins, surtout et constamment dans le flanc droit, chaque fois qu'assise ou couchée elle fléchit le tronc en avant pour se relever.

Aujourd'hui le col se sent de nouveau un peu haut en arrière et à gauche; il paraît dur; les deux lèvres, minces mais rigides, sont sensibles au toucher. Le corps ne se rencontre plus en avant, non plus que le prolongement dur et sensible perçu auparavant. Au spéculum, les trois points blancs sont peut-être plus étendus et ressemblent à de petites pustules à peine saillantes; toute cette face antérieure du col est tendue, d'un rouge vif par places; de l'orifice sain il sort un mucus limpide. L'urine, examinée ces jours derniers, a donné lieu à un dépôt blanc constitué par de l'urate de soude, sous la forme grenue.

Le 12, madame D... a pris vingt-six bains et bu régulièrement deux à trois verres d'eau par jour. Elle continue à souffrir des reins et du bas-ventre. Par le toucher, je constate qu'il existe toujours un peu d'induration au col qui présente un certain degré de rétroflexion; il y a de l'hyperesthésie à la lèvre postérieure, où la pression réveille la douleur de reins. Par la palpation du ventre, on sent bien moins qu'à l'arrivée la saillie du rein droit; en le comprimant, on ramène de la douleur à l'hypogastre. L'état général est satisfaisant, la physionomie plus pleine; il y a toujours arrêt de la menstruation. L'urine des derniers jours n'a plus déposé.

Ici comme dans les observations 22 et 55, la cure de Vichy ne semblerait pas avoir eu une grande efficacité, si l'on s'en rapportait seulement aux signes rationnels. Cependant il est manifeste que la tuméfaction du col avait beaucoup diminué à la fin du traitement, ainsi que l'induration. J'ai assisté, durant cette cure, à une période d'exacerbation de la maladie. Dès le premier jour, j'avais reconnu un peu de douleur à la partie antérieure, à l'entour du corps de l'utérus légèrement antéversé. Au treizième jour, et lorsque déjà une modification favorable se remarquait dans l'état du col, je constatai le développement d'une sorte de corne dure, qui partait du côté droit du corps utérin. Il semble que peu à peu, par l'effet de la traction exercée par ce prolongement, l'organe ait été entraîné en avant et à droite ; aussi, quelques jours plus tard, retrouvai-je le col en haut, en arrière et à gauche. Il présentait une nouvelle induration et une hyperesthésie que je n'avais pas constatée auparavant. Les trois petits points de suppuration que j'avais observés à sa face antérieure (et que je n'ai rencontrés que dans ce cas) prirent de l'extension et du relief. En même temps, il y avait eu arrêt de la menstruation ; et les douleurs ressenties dans tout le bassin, particulièrement dans le flanc droit, se réveillaient surtout dans les mouvements de flexion du tronc.

La maladie était donc revenue au type subaigu. Jusqu'à quel point la médication alcaline a-t-elle contribué au développement de cette exacerbation ?

L'existence habituelle de douleurs dans le flanc droit dépendait sans doute de la mobilité et de la tuméfaction du rein ; celle-ci avait notablement diminué à la fin de la cure, et l'acide urique avait cessé de paraître dans l'urine.

OBSERVATION 22. — *Induration, hyperesthésie du col avec antéversion ; phlegmasie péri-utérine, compliquée de névralgie vulvo-vaginale et de gravelle urique. — Après vingt bains, l'induration et la déviation ont cédé, mais les douleurs persistent. — Guérison de la gravelle.*

Madame G..., du département du Puy-de-Dôme, vingt-neuf ans, d'une bonne constitution, de tempérament bilioso-nerveux, a commencé à souffrir du bas-ventre, pour ainsi dire, depuis l'époque de son mariage. Les rapports sexuels ont toujours été très douloureux ; elle souffrit davantage pendant sa première grossesse, qui remonte à sept années, la couche fut très pénible, la seconde le fut moins ; madame G... a nourri sans fatigue ses deux enfants. Ses urines sont habituellement troubles et déposent souvent du sable rouge en grande abondance ; lorsqu'elle s'est donné un peu de fatigue, ses urines, dit-elle, deviennent noires. Elle n'a jamais fait de traitement pour une maladie de matrice.

Arrivée à Vichy le 6 août 1856, cette dame se plaint de douleurs dans les lombes et dans le bas-ventre, principalement du côté gauche, douleurs qui se font sentir journellement, mais que la marche et toute fatigue exaspèrent. Au toucher, je trouve le col de l'utérus un peu haut, sans tuméfaction, mais dur et sensible, en arrière comme en avant, surtout au voisinage de la commissure droite où l'on sent une entaillure de la lèvre antérieure ; la lèvre postérieure est semée de petits points durs qui donnent au doigt la sensation de grains de semoule. Au spéculum, le col paraît tendu, l'orifice semble sain et donne issue à un mucus limpide. En avant et en haut, le corps utérin est également hyperesthésié. Madame G... éprouve, en outre, une sensation particulière dans le vagin, un frémissement « pareil, dit-elle, à celui que l'on voit et que l'on entend lorsque l'eau va bouillir. » La menstruation est régulière.

Je prescris des bains avec irrigations et cinq demi-verres d'eau de l'Hôpital en boisson.

Il ne survient aucun incident particulier pendant le cours du traitement ; les eaux sont bien supportées.

Le 27 août, après son vingtième bain, la malade souffrait, dit-elle, tout autant ; elle commençait à éprouver quelque agitation. Au toucher, je constatai que l'induration du col avait cédé ; l'hyperesthésie persistait en arrière, et surtout une sorte de corde partant du col en haut et à droite ; je ne l'avais point trouvée lors du premier examen. Le corps de l'utérus ne se rencontrait plus en avant. Au spéculum, l'orifice s'apercevait aisément : il était sain, et je vis la trace très nette d'une double fente à la lèvre antérieure dans le voisinage de chacune des deux commissures.

Trois mois et demi après, le 12 décembre, cette dame m'écrivit qu'après son retour de Vichy, son fils ayant été pendant deux mois gravement malade, elle avait éprouvé non-seulement une grande fatigue physique, mais encore un accablement moral, au lieu du repos dont elle sentait instinctivement le besoin à la suite de sa cure ; aussi croyait-elle n'en avoir retiré aucun résultat favorable. « Le frémissement ressenti dans le vagin pendant tout le mois de septembre a été remplacé par de fortes douleurs de reins et des douleurs aiguës lors de l'émission de l'urine ; ces douleurs étaient suivies d'une sensation nerveuse qui la fatiguait beaucoup. La douleur principale existait toujours au côté gauche du bas-ventre. Mais depuis la cure, la marche n'influe plus sur la qualité des urines ; elles n'offrent plus aucun dépôt, ni blanc, ni rouge. »

L'affection de l'utérus semble avoir commencé avec les premiers rapprochements sexuels. Parmi les symptômes, on trouve une douleur fixe au côté gauche du bas-ventre, que rien n'explique : car à la fin de la cure, lorsque l'antéversion ayant diminué, l'exploration fut devenue plus facile, je reconnus au contraire une phlegmasie du tissu cellulaire péri-utérin du côté droit. Il se mêle aussi aux signes de la métrite chronique une névralgie vaginale, révélée par les sensations douloureuses, bizarres, qu'accusait cette dame très nerveuse.

OBSERVATION 23. — *Métrite chronique avec antéversion. — Col tuméfié, induré, douloureux. — Sous l'influence de vingt-deux bains de piscine, l'utérus se redresse en partie; l'induration et les douleurs ont entièrement disparu.*

Madame T..., de Paris, trente-six ans, petite, nerveuse, d'assez bonne constitution, souffre du bas-ventre, depuis six ans et demi, l'époque de sa dernière couche. La douleur existe également dans les reins; elle se fait plus sentir lorsque la malade est couchée que quand elle est levée. En marchant, elle éprouve des tiraillements douloureux dans les cuisses ; elle se plaint aussi de gastralgie, le matin à jeun et entre les repas.

Elle arrive à Vichy le 12 juillet 1854 ; je constate l'état suivant : L'angle pubien se trouve très bas ; le doigt, porté dans le vagin, rencontre le corps de l'utérus en avant, le col en arrière, très dur, et douloureux, particulièrement du côté gauche ; gros et plat, il s'engage difficilement dans le spéculum ; quelques points rouges se remarquent çà et là à sa surface. État continuel de constipation, mais pas d'envie fréquente d'uriner ; menstruation régulière ; leucorrhée habituelle. Je prescris les bains de piscine, et en raison de la constitution très nerveuse de la malade l'eau du puits Chomel, à la dose de cinq demi-verres par jour.

19. La menstruation s'est déclarée et a duré trois jours ; madame T... se trouve bien de l'usage des eaux (les bains ont été suspendus, mais pas la boisson) ; la gastralgie persiste ; les selles sont plus faciles.

Le 25. L'amélioration continue ; il a été pris dix bains, d'une heure et demie seulement de durée ; j'avais recommandé à la malade de sortir du bain dès qu'elle se sentirait fatiguée. Elle me déclare que depuis le début de sa maladie, elle ne s'est jamais trouvée aussi bien. Elle boit chaque jour cinq verres d'eau Chomel, soit un kilogramme. Pendant trois jours, elle a eu le dévoiement ; elle a continué à boire la même quantité d'eau, la diarrhée a cessé.

8 août. La malade a pris vingt-deux bains. Depuis quelques jours, les eaux la fatiguent ; elle a dû interrompre à diverses reprises la boisson, qui ramenait le dévoiement ; pour chaque verre d'eau pris à jeun, madame T... avait, dans ces derniers temps, une selle

diarrhéique : je l'engage à cesser le traitement. Au toucher, le corps de l'utérus ne se sent presque plus en avant ; le col, de consistance normale, est encore un peu dirigé en arrière, mais facile à parcourir sur tout son pourtour ; il offre toujours un peu d'hyperesthésie ; au spéculum, je le vois encore un peu plus gros qu'à l'état normal ; il ne présente plus la moindre rougeur ; la leucorrhée a cessé. La malade n'éprouve plus aucune douleur. Si elle se fatigue, elle se ressent un peu des reins (il est vrai qu'elle a fait une chute récente sur le siége) ; les douleurs de bas-ventre ont entièrement disparu. (Madame T... se plaint d'une sensibilité particulière et déjà ancienne, au sein et à l'épaule du côté droit ; elle ne peut se coucher sur ce côté sans s'éveiller aussitôt ; la palpation ne fait reconnaître aucune tuméfaction notable du foie...)

Je la revois huit mois après son départ de Vichy : elle continue à se trouver dans un état satisfaisant.

Ce fait montre un résultat plus favorable que dans aucun des cas précédents. Non-seulement l'induration cède entièrement avec les rougeurs morbides et les souffrances ressenties par la malade, mais l'utérus commence à se redresser ; la guérison n'était pourtant pas complète au départ de Vichy. Huit mois après la cure, l'état de cette dame semblait satisfaisant. La lésion extérieure du col était légère, puisqu'elle se bornait à un peu de rougeur ; et certains caractères insolites, tels que le fait de l'exaspération des souffrances par le repos au lit, me portent à croire que, chez cette dame très nerveuse aussi, la vive hyperesthésie du col pouvait dépendre, en partie, d'une hystéralgie coïncidant avec la phlegmasie chronique.

OBSERVATION 24. — *Antéversion avec obliquité de la matrice et engorgement du col, saignant et douloureux à la pression.* — *Bains de piscine et douches ascendantes.* — *Amélioration marquée; la déviation persiste.* — *Dans l'intervalle de la première à la seconde cure, il se développe un phlegmon au côté droit du col.* — *Une nouvelle amélioration est le résultat immédiat du traitement.*

Madame R..., quarante-deux ans, grande, d'assez bonne constitution, lymphatique nerveuse, mariée depuis vingt-trois ans, a eu, cinq ou six mois après son mariage, une fausse couche de trois mois, à la suite de laquelle elle a souffert pendant longtemps d'accidents nerveux. Depuis sept ou huit ans, les névralgies qui avaient occupé la tête et le thorax ont cédé pour être remplacées par l'affection actuelle, caractérisée par des tiraillements dans les reins et un point douloureux dans la hanche gauche. Le décubitus ne fait pas cesser la douleur dans les reins, mais celle de la hanche disparaît quand la malade se couche sur le côté droit. Elle n'est point fatiguée par la marche, mais elle l'est par la station. Pas de leucorrhée, règles toujours en avance; les envies fréquentes d'uriner ne se font sentir qu'accidentellement. Les bains réussissent toujours à madame R..., les bains froids surtout, ainsi que les lavements froids. Elle a essayé plusieurs fois, mais jamais d'une manière suivie, des eaux de Vichy, ou plutôt de Cusset où elle va passer, chaque été, quelques semaines. Chaque fois, et l'an dernier surtout, elle en a retiré du soulagement.

Le 21 août 1855, l'état général est assez satisfaisant, les digestions sont bonnes, la nutrition s'opère bien. Au toucher, je trouve le col haut, dirigé en arrière, augmenté de volume; il existe vers la commissure gauche, près du bord de la lèvre antérieure, comme une petite verrue, et une autre en arrière près de la commissure droite; les lèvres sont indolores, mais le toucher de la face antérieure de l'utérus antéversé est douloureux. Au spéculum, le col s'embrasse avec peine ; sa face antérieure est bombée, rouge, saignant sous la pression d'un cathéter. L'orifice, que j'aperçois enfin presque entier (sauf la commissure gauche), est d'un rouge un peu vif; bave transparente à l'orifice, mucosités vaginales abondantes. (Bains de piscine, douches ascendantes; eau Chomel, trois demi-verres par jour.)

27. Madame R... a pris cinq bains de deux heures et demie de durée. Depuis aujourd'hui, elle souffre un peu plus que de coutume, dans les reins et le côté du ventre. Le sable reparaît dans son urine, comme toujours, quand elle a bu de l'eau de Vichy. Les douches ascendantes combattent avantageusement la constipation habituelle.

4 septembre. Treize bains ont été pris ; la douleur existe encore dans toute la hanche jusqu'à l'aine (attache gauche du ligament large), le fond de l'utérus penchant en avant et à droite. Au lieu de sable rouge, il est rendu depuis quatre ou cinq jours une poudre blanche ; au microscope, je reconnais qu'elle est formée par des urates de soude et d'ammoniaque. Madame R... est plus calme qu'à son arrivée.

6. Apparition des règles, douloureuses comme de coutume.

14. L'état de la malade était satisfaisant; hier encore elle éprouvait un bien-être inaccoutumé. Ce matin, sans cause connue, elle a souffert d'élancements très douloureux dans le côté gauche. Il a été pris vingt-trois bains. Je trouve le col toujours haut en arrière, la verrue de gauche est très prononcée; c'est de ce côté que la tension est plus grande, et l'hyperesthésie plus marquée. Au spéculum, le col n'est plus rouge, ni turgide, ni saignant sous la pression du cathéter. Madame R... quitte Vichy.

Au retour des eaux, la malade ne se trouvait pas encore sensiblement mieux. Dès la fin de septembre elle prit la ceinture hypogastique, que je lui avais conseillée, elle en éprouva du soulagement. L'hiver fut meilleur que les précédents, pendant lesquels « il se déclarait chaque soir une fièvre, qui durait la moitié de la nuit... » Le bénéfice obtenu fut perdu en partie, par suite des fatigues qu'entraîna pour elle la maladie grave de sa mère. Au printemps, il y avait néanmoins une amélioration marquée dans son état. Toujours très nerveuse et impressionnable, elle revint à Vichy le 13 août 1856. Le toucher et l'examen au spéculum me montrèrent que les conditions locales étaient les mêmes ; le col était haut en arrière, assez tendu : je sentis de plus, à droite, très haut, une sorte d'induration, qui du côté du col gagnait vers la partie supérieure et qui était douloureuse au toucher. Toujours constipée, Madame R..., souffrait en outre d'un fréquent besoin d'uriner. Je fis prendre dix-huit bains de piscine, de deux à trois heures de durée, et trois à quatre verres par jour d'eau des Célestins, en raison de la diathèse urique ; et malgré le tempérament très nerveux de la malade cette boisson fut parfaitement supportée.

Le 28, les règles viennent de paraître, en avance (circonstance assez fréquente à Vichy). La douleur au côté persiste, mais celle des reins a diminué ; le col est dans les mêmes conditions, pourtant il présente moins de tension ; la corde sentie au côté droit du col est moins dure et n'est plus douloureuse à la pression du doigt ; l'utérus semble incliné sur le côté gauche.

L'induration, que nous avons rencontrée comme symptôme commun à tous les faits précédents, manque ici ; mais il y a augmentation du volume de l'utérus, tension, et surtout hyperesthésie du col, rouge et saignant au contact. Le même traitement a été prescrit que dans le cas précédent; il a même été fait deux cures à un an d'intervalle; le résultat n'a pas été aussi favorable.

L'engorgement et la rougeur du col utérin ont guéri dans la première saison de Vichy : c'est là le fait qu'il importe d'établir. Mais la déviation a persisté avec les douleurs, quoique moindres; celles-ci étaient-elles entretenues par la seule déviation, chez cette dame d'une impressionnabilité nerveuse extrême ? La corde douloureuse que j'ai sentie la seconde année, se détachant du côté droit du col, montre qu'il existe dans l'utérus ou dans ses annexes une irritation fixe, un travail subinflammatoire qui produit des désordres variés et entretient la souffrance. Quant à la cause première de la maladie, on voit que cette dame la rapporte à un avortement qui date de vingt-trois ans. — Je ferai remarquer ces deux verrues qui existent près de chacune des commissures de l'orifice utérin, celle de gauche plus prononcée que l'autre; ces altérations sont souvent le résultat de la cicatrisation des déchirures qui se produisent lors du travail d'expulsion du fœtus.

OBSERVATION 25. — *Métrite subaiguë avec antéversion; col sensible, inégal, granuleux, saignant. — Amélioration à la suite d'une première cure, perdue au bout de trois mois.*

Madame S..., de Lyon, vingt-trois ans et demi, de bonne complexion, teint vermeil, tempérament lymphatique, mariée depuis trois ans et demi, bien réglée jusque-là, a eu une première couche au bout d'un an de mariage, de laquelle il lui est resté une fissure à l'anus. Pendant sa seconde grossesse, les douleurs de la fissure ont entièrement disparu et l'état général s'est amélioré. Depuis la seconde couche, la fissure a reparu plus douloureuse ; il en est résulté aussi de très fortes pertes blanches avec l'impossibilité de rester quelque temps debout sans souffrir des reins ; le décubitus horizontal fait cesser la douleur. Les règles reparaissent tous les vingt-quatre jours. Constipation extrême : Mme S... ne peut aller à la selle autrement qu'à l'aide d'un lavement ; besoin fréquent d'uriner, surtout pendant les douleurs. Gastralgie, tiraillements d'estomac le matin à jeun ; céphalalgie fréquente...

Le 21 juin 1855, au toucher, je trouve le col de l'utérus haut en arrière, tuméfié, inégal, un peu sensible ; le corps se rencontre en avant, derrière le pubis. La vulve est rougie par la leucorrhée. Le col est saisi avec peine par le spéculum ; les deux lèvres, la supérieure surtout, sont d'un rouge vif, couvertes de granulations facilement saignantes. La fissure anale est cicatrisée. (Bains avec irrigations de dix minutes ; deux demi-verres d'eau Grande-Grille le matin ; deux demi-verres d'eau Lardy le soir. Douches ascendantes.)

Le traitement est bien supporté. Les règles, en avance comme toujours, ont cessé le 7 juillet.

Le 9, madame S... a pris seize bains, et bu, au lieu de deux, cinq verres d'eau par jour. Elle se sent mieux ; la leucorrhée a diminué.

Le 13, il a été pris vingt bains ; la pratique des irrigations dans le bain a été interrompue pendant quelques jours, à la suite d'une douleur ressentie dans la fosse iliaque gauche. Maintenant, la malade peut rester plus longtemps debout ; le besoin d'uriner ne se fait plus sentir aussi souvent ; les maux de reins et la gastralgie ont cédé.

Au toucher, le col est toujours haut en arrière, inégal, moins sensible ; la vulve est encore rouge, et le col difficile à saisir au spéculum ; la lèvre antérieure présente quelques points qui saignent aisément, mais la coloration rouge vif uniforme a disparu. Le fond de l'utérus ne se sent plus en avant (le redressement a commencé à se faire). La malade quitte Vichy.

L'amélioration qu'elle a éprouvée a duré trois mois environ, puis tous les symptômes premiers ont reparu. La malade revient le 5 juillet 1856, à une époque menstruelle.

Dès le 7, elle reprend les bains, et le 9 je constate l'état suivant : Le col, très haut, en arrière, peut à peine être atteint par le doigt; il est sensible. La leucorrhée a reparu avec la même rougeur vive à la vulve. Le spéculum me montre la face antérieure du col rouge, bombée comme un gros marron ; vers la commissure gauche, il existe une ulcération saignante.

21 juillet. La malade a pris quinze bains, les douze premiers seuls avec irrigations; elle a bu aux mêmes sources que l'an passé. Le col est toujours haut, tuméfié, sensible ; le doigt s'engage dans l'orifice, entre les lèvres entrebâillées.

Le 29, elle quitte après avoir pris son vingt et unième bain. Depuis quelques jours, les maux de reins ont diminué. Les règles se sont déclarées hier, avec bien moins de douleur que de coutume.

Il ne manque ici aucun des symptômes de la métrite subaiguë : tuméfaction, et par suite déplacement, rougeur vive, plaque granuleuse, saignante, sensibilité au toucher. La maladie était de date relativement récente, et la constitution du sujet des meilleures. Quel a été le résultat de la double cure faite à Vichy? A la fin de la première, non-seulement les accidents généraux (gastralgie, etc.) avaient cédé, mais aussi les douleurs de reins, symptôme le plus pénible de la maladie. Comme résultat physique, j'ai constaté un commencement de redressement de l'utérus, ce qui porte à penser que la congestion de l'utérus commençait à se résoudre ; la rougeur et la sensibilité morbides du col étaient aussi diminuées. L'amélioration était évidente.

Elle n'a pourtant pas duré; au bout de trois mois, les douleurs reparaissent, et lorsqu'après un an la malade se représente à moi, tous les symptômes précédents se sont reproduits; l'organe, redevenu plus lourd, avait basculé de telle sorte, que c'est à peine si le col pouvait s'atteindre; une ulcération s'était développée à la face antérieure du col; après quinze bains, quand l'utérus est plus facile à explorer, l'extrémité de l'index s'engage dans l'orifice entr'ouvert. Durant les derniers jours, les douleurs avaient diminué.

OBSERVATION 26. — *Antéversion, tuméfaction, rougeur vive avec hyperesthésie du col de l'utérus.* — *Vingt-cinq bains avec irrigations; après le dix-neuvième, la rougeur et la tuméfaction du col ont disparu; il reste un léger degré d'antéversion, et les douleurs ne tardent pas à reparaître.* — *Dans l'intervalle des deux cures, des ulcérations se développent sur le col; elles guérissent pendant le second traitement.* — *Les douleurs, qui persistent, cèdent lorsqu'une nouvelle grossesse s'est déclarée.*

Madame B..., d'Autun, vingt-deux ans, grande, d'une bonne complexion, toujours bien portante, bien réglée, eut en 1853 une couche qui n'offrit, dit-elle, rien de particulier, mais qui fut suivie d'une hémorrhagie très abondante; la faiblesse qui en résulta fut extrême, et la força à garder le lit deux mois. Quand elle se releva, elle éprouva des tiraillements douloureux dans le bas-ventre, dans l'aine gauche et dans le dos (non pas dans les lombes, mais au niveau des dernières vertèbres dorsales). Ces tiraillements, après s'être calmés, se sont reproduits de temps à autre; elle n'a plus eu de pertes, mais un peu d'écoulement blanc. Les règles sont revenues assez régulièrement, souvent en avance. La malade, qui a les pupilles dilatées, la muqueuse buccale pâle, éprouve quelquefois des crampes d'estomac et des vomissements; mais, en général, les digestions sont bonnes. Elle se plaint surtout d'une constipation habituelle des plus opiniâtres, à laquelle les lavements ne remédient plus. Elle est sujette à des palpitations quand elle monte les escaliers; la céphalalgie est rare. Aucun traitement local n'a jamais été dirigé contre l'affection de l'utérus; on a fait prendre à la malade de l'huile de foie de morue, et des bains d'eau de son et de morelle.

Arrivée à Vichy au commencement de juin 1855, M. Petit, avec qui je faisais le service de sa division à l'hôpital, la confia à mon examen, qui fut retardé par l'irruption des règles.

Le 10, je trouve le col de l'utérus très haut, en arrière, difficile à atteindre, un peu sensible au toucher; des mucosités remplissent le vagin; au spéculum je vois le col large, tuméfié; l'orifice est représenté par une fente prolongée en zigzag avec une apparence d'excoriations à son pourtour; mais il n'existe, en réalité, qu'une rougeur plus vive aux deux lèvres. La constipation est toujours opiniâtre. La malade éprouve, quand elle se tient debout, un sentiment de défaillance.

Je conseille les bains avec irrigations; deux verres et demi d'eau Lardy par jour; sulfate magnés., 15 grammes à prendre le matin dans le premier verre d'eau minérale. (Elle eut dans la journée deux selles, sans coliques.)

Le 25, elle a pris dix-neuf bains, dont quatorze avec irrigations de dix minutes de durée. Elle boit journellement six demi-verres (600 grammes) d'eau Lardy, qui est bien supportée. Aujourd'hui le col est facile à atteindre, il est presque dans sa position normale; il n'existe que peu ou pas de leucorrhée. Au spéculum, la rougeur vive et la tuméfaction du col ont disparu; la lèvre supérieure, qui était le plus engorgée, a diminué de plus de moitié en largeur et en hauteur. Cependant l'organe est encore difficile à embrasser dans l'ouverture du spéculum.

30. Depuis deux ou trois jours, elle souffre du bas-ventre et au-dessus de l'aine gauche ; elle affirme pourtant n'avoir commis aucune imprudence, n'avoir pas fait de marche forcée ; il n'existe plus de leucorrhée. Au toucher, le col est haut, mais pas sensiblement en arrière ; il ne semble pas tuméfié. Au spéculum, il est assez difficile à atteindre, à cause d'une grande laxité des parois vaginales, entre lesquelles il apparaît sans aucune rougeur morbide. L'état général est très satisfaisant.

La malade, après vingt-cinq bains, quitte Vichy.

Sous l'influence des bains, aidés d'irrigations, la résolution de l'engorgement du col s'est opérée rapidement ; en quinze jours, l'organe a diminué de plus de moitié de son volume ; après vingt-cinq bains, il ne paraît plus exister aucune tuméfaction ; la rougeur et la déviation ont également disparu. Cependant deux ou trois jours avant la fin du traitement, les tiraillements douloureux se font de nouveau sentir au-dessus de l'aine gauche, et le col a remonté. Il me paraît probable que, dans ce cas, le corps de l'utérus aura subi quelque congestion nouvelle, et que, cédant à son poids, il aura exercé une pression ou une traction douloureuse sur l'un des côtés du bassin. La souffrance éprouvée dans l'aine gauche semblait indiquer une traction opérée sur le ligament rond de ce côté, par le corps utérin qui aurait penché à droite ; et effectivement l'année suivante nous retrouvâmes le col en arrière et à gauche.

Sept semaines après son départ de Vichy, la malade « a recommencé à éprouver des tiraillements depuis le cou jusque dans les reins, et elle ressentait la douleur habituelle dans le côté gauche du bas-ventre...; la matrice, ajoutait-elle, est tout à fait *retombée*...; la constipation est opiniâtre, et chaque selle me cause des souffrances horribles..... »

Le 14 juin 1856, elle se trouvait mieux que l'année précédente (elle porte une ceinture hypogastrique). Quand elle marche trop longtemps, elle éprouve toujours un point douloureux dans le côté gauche. Elle souffre parfois de l'épaule droite, et présente encore la plupart des symptômes de la chlorose: palpitations, céphalée, gastralgie, pâleur de la muqueuse labiale. Au toucher, le corps de l'utérus se sent en avant; je trouve le col haut, un peu porté à gauche; il existe deux ou trois bosselures très dures au voisinage de la commissure du même côté. Au spéculum, je constate de nouveau l'entaillure de la lèvre supérieure; deux points d'exulcération se remarquent surtout au-dessus de la commissure gauche. Il existe aussi un peu de rougeur à la lèvre inférieure. L'orifice est recouvert d'un muco-pus verdâtre.

La malade recommence à faire usage des bains avec irrigations. L'eau de la source des Dames, en boisson, est bien mieux supportée que l'eau Lardy; et celle de la source du *Parc* paraît lui convenir encore mieux. Elle prend successivement vingt-quatre bains, dans l'intervalle desquels elle a éprouvé des pertes blanches et rouges. Les règles sont venues en avance de cinq jours, circonstance à laquelle elle est habituée.

Le 12 juillet, l'état général de la malade s'est amélioré. L'utérus est encore légèrement déplacé, mais l'induration a presque entièrement cédé. Au spéculum, je constate la cicatrisation des exulcérations, remplacées par des granulations rosées; il n'existe plus aucune rougeur à la lèvre inférieure, ni douleur à la pression du col. Madame B... quitte Vichy.

Cinq mois et demi après (le 25 décembre), elle m'écrivait : « Je me trouve beaucoup mieux ; je ressens encore les anciennes douleurs, mais elles sont plus rares et moins violentes..... Je ne sais si je dois attribuer cette amélioration à l'effet des eaux ou à ma nouvelle position ; c'est surtout depuis ma grossesse que je me suis sentie plus soulagée ; la première a été si mauvaise, que, voyant le contraire cette fois, j'espère que la délivrance se fera plus heureusement... »

OBSERVATION 27. — *Légère antéversion avec engorgement considérable du col, mou, excorié et saignant.*— *L'engorgement diminue après trente bains, avec irrigations ; les douleurs cessent, la déviation persiste, et des granulations saignantes au contact ont remplacé les excoriations.*

Femme F..., trente-trois ans, née à Cusset, de constitution assez délicate, tempérament lymphatique, a été habituellement bien réglée ; mais, depuis l'âge de dix-huit ans, à la suite d'une frayeur, la menstruation a toujours été accompagnée de coliques. Mariée à vingt et un ans, elle accouchait, l'année suivante, de son premier enfant ; il paraît qu'il y eut, à la suite de cette couche, un prolapsus de la matrice, qui disparut spontanément par le fait d'une seconde grossesse, et ne reparut pas après la couche, qui fut heureuse. Sa santé se releva ; elle eut, en 1848, une troisième couche normale ; en 1851, une fausse couche au quatrième mois, accompagnée d'une hémorrhagie grave ; elle garda le lit pendant un mois, ne souffrant pas du ventre, qui seulement était très tendu. Quand elle se releva, elle se trouva très faible et elle l'est toujours restée depuis, ressentant plus particulièrement de la faiblesse dans la cuisse gauche. Depuis lors aussi, elle éprouva dans le bas-ventre et dans les reins une douleur presque continuelle, s'exacerbant à l'époque des règles, qui sont peu abondantes et composées d'un sang très pâle. Elle n'a jamais fait de traitement.

Le 31 mai 1854, la malade présente l'état suivant : Visage assez coloré, injection capillaire générale, avec tous les symptômes de la chloro-anémie; crampes d'estomac, céphalalgie fréquente, palpitations de cœur, faiblesse musculaire, gastralgie, digestions difficiles, accompagnées de renvois « à goût d'œufs; » selles régulières d'ailleurs. Quand elle est couchée, elle n'éprouve aucune douleur de ventre ; mais debout ou assise, elle ressent une souffrance, pour ainsi dire constante dans les reins et dans l'aine gauche, avec irradiation le long de la cuisse et jusque dans le pied ; la jambe est presque toujours engourdie et froide. Pendant la marche, les douleurs augmentent considérablement ; elles diminuent, mais ne cessent point, par le coucher. Il n'y a jamais de pertes de sang, mais la leucorrhée est habituelle.

Je trouve le col de l'utérus situé haut, mou, ayant le double au moins du volume normal ; l'orifice, largement ouvert, admet l'extrémité de l'index. En parcourant la lèvre antérieure, on y réveille un peu de douleur ; il n'en existe point ailleurs. Léger degré d'antéversion. Le doigt est retiré couvert d'un liquide blanchâtre, opaque. L'examen au spéculum fait voir la surface antérieure du col gonflée, d'un rouge vif, saignante dans une périphérie de $0^m,015$ de diamètre à peu près, sans ulcération manifeste ni granulations, elle paraît simplement excoriée. L'orifice, large de $0^m,02$ environ, d'abord difficile à apercevoir, ne participe pas à cet état de lésion. Tout au pourtour, on voit, sur la muqueuse rosée, saillir quelques grosses veines variqueuses. (Bains avec irrigations, trois tiers de verre d'eau alcaline ferrugineuse.)

13 juin. Je revois la malade, qui a bien meilleur aspect ; depuis le 1er juin, elle a bu régulièrement trois

tiers de verre d'eau Sainte-Élisabeth, à Cusset. Elle a pris jusqu'au 8, quatre bains, dont deux avec irrigations. Elle mange avec appétit et digère bien. Le 8, ses règles ont apparu, elles ont été plus fortes que d'habitude ; aujourd'hui, elle a encore perdu un peu de sang.

21. Elle a bu un verre et demi par jour ; selles régulières. Depuis huit jours, céphalalgie continuelle ; pourtant la malade se trouve plus forte. Elle a pris six nouveaux bains avec irrigations, et observe plus le repos. La gastralgie a sensiblement diminué. Elle ne souffre plus autant des reins, quand elle est assise ou debout.

27. Le traitement, suspendu pendant quelque temps, a été repris ces jours derniers ; mais la malade, accusant toujours des pesanteurs de tête, est venue boire, au lieu de l'eau ferrugineuse de Cusset, celle de l'Hôpital, à Vichy. Elle ne souffre plus du tout des reins ni ailleurs, la marche ne la fatigue nullement.

20 juillet. Les règles sont venues en retard, un peu plus faibles que de coutume, mais d'un sang plus vif. Les digestions sont toujours un peu difficiles. Au toucher, l'état du col semble le même, mais il n'est plus douloureux à la pression. L'antéversion est manifeste. Au spéculum, la rougeur a beaucoup diminué ; sur quelques points, la surface est revenue à l'état normal. La tension du ventre est bien moindre, la leucorrhée toujours abondante, l'état général excellent, le moral relevé.

7 août. La malade a pris trente et quelques bains, toujours avec irrigations. Elle ne souffre plus, elle vient de faire une longue course sans aucune fatigue. Au toucher, le col est encore haut, un peu gros, mais moins qu'au début du traitement. Au spéculum, on voit encore une légère rougeur autour de l'orifice.

4 septembre. Elle a continué à prendre un bain par semaine et bu, pendant une trentaine de jours, de l'eau de l'Hôpital. Elle se plaint d'insomnie, bien qu'elle ait

cessé le traitement ; elle ne sent plus aucune douleur de reins ni de bas-ventre. Le col est encore haut, un peu en arrière et légèrement à gauche, la lèvre antérieure molle, le volume d'ailleurs normal ; le corps se sent incliné à droite, sans tuméfaction apparente. Au spéculum, je trouve au-dessus de la lèvre antérieure une plaque d'un rouge vif, de 0^m,01 à 0^m,02 de diamètre, formée de nombreuses granulations, saignante au contact de l'instrument, indolore. (Onctions sur les aines avec pommade belladonée au 8e.)

7. Les onctions ont été faites jusqu'à hier. La malade a éprouvé de vives coliques, avant-coureurs des règles, lesquelles ont paru le soir. Elles sont abondantes en ce moment ; le col, large ouvert, est toujours dirigé en haut et en arrière, et le corps pèse en avant. Pendant ses règles, elle a, comme de coutume, beaucoup souffert.

Je revois madame F... au printemps 1855 ; elle se trouve fort bien, sa physionomie porte l'expression de la santé, elle a pris de l'embonpoint. Elle fait presque chaque jour et sans fatigue, à pied, le trajet de Cusset à Vichy et le retour (6 kilomètres).

Ce fait présente un type nouveau et bien marqué de l'affection que je cherche à séparer des engorgements utérins précédemment exposés. La métrite est suffisamment indiquée par la tuméfaction, la rougeur livide, les plaques dénudées et saignantes, et par la douleur que détermine le toucher. Le traitement prolongé finit par triompher du mal ; au bout de trois mois, la douleur et l'engorgement avaient cessé, mais tous les symptômes locaux n'avaient pas encore disparu. La déviation persistait ; j'ai essayé de la combattre au moyen des onctions belladonées. Faites pendant trois jours, elles ont été inefficaces ; mais ces trois jours précédaient immédiatement l'apparition des menstrues, et ce moment de congestion utérine n'était pas favorable au redressement de l'organe.

Il est un premier phénomène qui se présente dans les douze faits que je viens de citer : c'est la *sensibilité du col utérin développée par le toucher.* Cette hyperesthésie est plus ou moins prononcée, non pas toujours suivant le degré d'étendue et d'intensité de la phlegmasie, mais souvent selon les dispositions particulières, le tempérament plus ou moins nerveux du sujet. C'est là, du reste, une remarque générale applicable aux signes rationnels des affections utérines : l'intensité des douleurs n'est pas en proportion directe de la nature et de l'étendue des altérations morbides.

Un second symptôme, moins constant, de la métrite subaiguë ou chronique consiste dans l'*induration* générale ou partielle du tissu de la matrice. On le sait, l'induration est un des modes fréquents de terminaison de l'inflammation ; elle est due à l'organisation des fluides exsudés, qui passent à l'état de matière amorphe, solide ou demi-solide, ou de globules granuleux, ou d'éléments fibro-plastiques. Nous la retrouvons à des degrés divers dans les huit premières observations. Dans les trois suivantes, le tissu utérin n'est plus dur, mais seulement tuméfié ; la présence des autres symptômes de la métrite ne permet pas de méconnaître la nature de l'affection. L'augmentation de volume de la matrice a existé chez neuf de ces malades ; les trois autres présentaient une augmentation de densité de l'organe. La douzième avait, avec tous les signes habituels de la phlegmasie utérine, un état de *ramollissement* du col ; mais le seul rapprochement de l'observation de cette malade avec celles du groupe précédent suffit pour faire voir qu'à part ce symptôme commun, tous les autres diffèrent entièrement. Dans les groupes suivants, nous verrons la confirmation de la conclusion à laquelle nous sommes déjà conduit : l'induration, caractéristique de la phlegmasie, est l'état le plus fréquent de la matrice atteinte d'inflammation chronique; parfois, elle est remplacée par une simple tuméfaction, accompagnée d'autres symptômes pathognomoniques, rarement par un état de ramollissement du col utérin.

Un autre phénomène morbide que les observations précédentes ont offert assez fréquemment, c'est *la dilatation de l'orifice externe du col*. Celle-ci se présente de deux manières différentes. Le plus souvent, l'orifice est béant, plus ou moins entr'ouvert, formant une sorte de cupule dans laquelle peut s'engager l'extrémité du doigt explorateur. Sur douze cas, il en est un où je n'ai pu m'assurer par le toucher de l'état du museau de tanche, qui se trouvait hors de la portée de mon doigt; cinq fois j'ai rencontré cette dilatation de l'orifice produite par l'entrebâillement de ses lèvres. Chez trois autres malades, il existait seulement une prolongation de la fente plus ou moins irrégulière du museau de tanche. L'un et l'autre état dépendent de la même cause, celle que j'ai précédemment indiquée, je veux parler d'une déchirure plus ou moins profonde, produite au moment de l'accouchement. On conçoit comment, lorsque l'espèce d'anneau fibreux qui forme l'orifice cervical externe a été rompu, l'inflammation survenant à la suite de cette lésion amène, par l'effet même de la tuméfaction, la distension, l'écartement des deux lèvres. Je n'ai jamais rencontré cette disposition dans les cas d'engorgement simple, indolent, du col utérin. Dans l'observation 22, où cette dilatation n'existait pas ou n'existait plus, j'ai pourtant reconnu très nettement une entaillure à la lèvre antérieure. En somme, sur onze faits, deux fois seulement je n'ai pas trouvé de trace de cette lésion mécanique, qui me paraît avoir une grande valeur comme cause productrice de la phlegmasie du col utérin; et dans l'un de ces cas (obs. 24), la maladie était le résultat non plus d'une couche, mais d'un avortement à trois mois.

Il existe encore un symptôme qui se rencontre quelquefois dans la métrite : c'est le *saignement facile du col* au moindre contact; il accompagne en général le précédent. Sur ces douze cas, il en est deux où je n'ai pu voir le museau de tanche; sur les dix restants, le phénomène indiqué s'est présenté cinq fois. En général aussi, il coïncide avec un état de rougeur plus ou moins vive de ces parties; deux fois (Obs. 19 et 25), c'est cette rougeur livide que j'ai trouvée seule.

Chez tous ces sujets, l'antéversion compliquait la maladie de l'utérus. Les signes rationnels communs à presque toutes les affections de cet organe se retrouvent ici à des degrés divers : à savoir, les douleurs dans les reins et dans le bas-ventre. Sur ces douze malades, dix ont accusé une douleur dans les lombes; sept seulement se sont plaintes de souffrance à l'hypogastre; quelques-unes, dans l'un des côtés seulement du bas-ventre et sans qu'il soit possible d'en trouver la raison matérielle. Madame Boivin et Dugès en rapportent la cause à ce que la phlegmasie « partant du col remonte plus haut, jusque dans une portion du corps de la matrice. » Ces auteurs ajoutent que les annexes, le ligament large, sont souvent affectés aussi en pareil cas, ce qui me paraît devoir être plus fréquemment la raison déterminante de ces douleurs fixes, ressenties exclusivement dans l'un des côtés du bassin. C'est assez souvent aussi dans les aines, dans les cuisses ou dans la hanche (Obs. 24), dans le fondement (Obs. 17), dans le vagin (Obs. 16), que les malades ont accusé des souffrances plus ou moins vives. La vingt-septième éprouvait, debout ou assise, une douleur pour ainsi dire constante dans les reins et dans l'aine gauche, avec irradiation le long de la cuisse et jusque dans le pied ; la jambe était presque toujours engourdie et froide; et pour expliquer ce phénomène, nous ne trouvons qu'une antéversion, avec légère obliquité du col à gauche. Le plus grand nombre s'est plaint également de gastralgie ; et parmi celles-ci, il en est dont la constitution assez forte ne permettait pas de regarder ce symptôme comme étant de nature autre que sympathique : je citerai les observations 19, 23, 25. Quelques-unes, en petit nombre, avaient de fréquentes envies d'uriner (Obs. 18, 24, 25); chez d'autres, et malgré une antéversion évidente, ce phénomène manquait (Obs. 19, 23).

Les excoriations, les granulations, les ulcérations même du col se retrouvent chez plusieurs de ces malades, ainsi que des écoulements plus ou moins abondants. Chez l'une d'elles (Obs. 21), j'ai rencontré sur la surface antérieure du col trois petits points blancs, qui ont pris de l'extension à mesure que se développait l'exacerbation morbide dont j'ai été témoin, et qui ont fini par acquérir l'aspect de trois petites pustules (1).

(1) A l'article ULCÉRATION DU COL, du *Dictionn. de méd.* en 30 vol., p. 265, M. Marjolin dit : « On trouve quelquefois, en même temps que l'excoriation granuleuse, plusieurs saillies arrondies du volume d'un pois, dont on peut faire suinter un liquide purulent. Ces petites tumeurs sont formées par des follicules enflammés; elles peuvent

Chez deux sujets, le col, dont l'orifice était béant et les lèvres excoriées, sanguinolentes, avait l'aspect véritablement fongueux (l'un pourtant a guéri et d'une manière durable, sans qu'il ait été pratiqué aucune cautérisation ; et cette malade aussi n'avait suivi aucun traitement général ou local avant de faire usage des eaux).

Parmi les complications qu'ont présentées ces malades, nous retrouvons d'abord la gravelle urique ; comme les phlegmasies utérines, plus rebelles, plus douloureuses que les simples engorgements, assujettissent les patientes à plus de repos, on doit s'attendre à ce que la gravelle apparaisse chez elles plus fréquemment, et c'est effectivement ce qui arrive. Sur les quinze sujets de la première série, quatre offraient cette complication ; sur les douze de la série présente, cinq l'ont présentée, et dans deux observations (17 et 20), elle était accompagnée de gravelle ou de calculs biliaires. Une complication nouvelle apparaît ici ; elle semble appartenir en propre à la métrite, je veux parler des *phlegmasies péri-utérines*. Je reviendrai plus loin sur ces phlegmons, dont la durée se prolonge dans certains cas pendant des mois ou même des années ; quatre de ces malades en étaient affectées.

Nous voyons enfin qu'il se mêle parfois aux symptômes de la phlegmasie utérine des névralgies diverses. C'est ainsi que chez le dix-huitième sujet, l'hyperesthésie excessive, déterminée par la seule introduction du

---

donner lieu à de petits abcès, à des kystes remplis de matière puriforme. » — Madame Boivin a figuré, dans son Atlas, entre autres à la pl. 27, fig. 5, deux petites tumeurs semblables à celles que j'ai observées, et siégeant aussi à la face antérieure du col. Elles semblent donc être produites par de petits follicules suppurés.

doigt dans le vagin, me paraît dépendre d'une véritable hystéralgie. La vingt-deuxième observation offre un exemple de névralgie vaginale qui reparaissait fréquemment et d'une manière spontanée. A part ces névropathies locales, il en est d'autres qui se développent dans les organes voisins et sans connexion, sans rapport direct avec l'appareil génital. C'est ainsi que chez la dix-huitième malade, toutes les régions de l'abdomen devenaient par moments le siège de douleurs qui acquéraient le plus haut degré d'acuité ; la malade suivante était sujette aux troubles les plus variés du système nerveux : vapeurs, défaillances, suffocations la nuit, etc.

Si nous recherchons quel est ici l'effet du repos horizontal, nous voyons que généralement il calme les souffrances ; mais pourtant il s'en faut que cet effet soit constant. C'est ainsi que dans l'observation 25, on a vu que la douleur de reins était, non point calmée, mais enlevée par le décubitus, et pourtant la phlegmasie utérine était évidente ; dans la précédente, la douleur fixe éprouvée dans la hanche gauche disparaissait dès que la malade se couchait sur le côté droit : ici on peut supposer que cette position faisait cesser la traction opérée sur l'attache gauche du ligament large par le fond de l'utérus qui penchait en avant et à droite. Mais chez la vingt-troisième malade, atteinte comme toutes celles de cette série, d'une antéversion, la douleur dans les reins se faisait sentir davantage lorsque la patiente était couchée que quand elle était debout ; il n'y a donc point de règle fixe à cet égard.

Généralement, la dénomination de *métrite subaiguë* est applicable aux cas où la plupart des symptômes présentent plus d'intensité. Il me semble que les trois premières malades de cette série offrent des exemples de cette forme de la métrite, à laquelle je rapporterais encore les observations 25 et 27. Du reste, la phlegmasie chronique de l'utérus est sujette à d'assez fréquentes exacerbations de la maladie qui repasse momentanément à l'état subaigu ; c'est ce qui a eu lieu après des saisons faites à Vichy, chez la seizième, la dix-septième et la vingt-quatrième malade. Chez la vingt-sixième, cette exacerbation a commencé à se faire sous mes yeux, vers la fin de la cure, après que celle-ci eut produit d'abord une amélioration remarquable ; il en a été de même dans l'observation 21.

Voyons maintenant quel a été le résultat de l'emploi des eaux de Vichy dans ces phlegmasies.

Il est loin de ressembler à celui que le même traitement a produit dans la série précédente. Deux malades seulement sont arrivées à un état de guérison ou d'amélioration considérable : ce sont la vingt-troisième et la vingt-septième. Quatre autres n'ont obtenu qu'une simple amélioration ; chez les six dernières, qui forment la moitié du chiffre total, le résultat définitif a été presque nul. Chez le plus grand nombre d'entre elles, même dans les cas les plus graves (16, 17, 26), il y a eu atténuation momentanée des souffrances, qui ne tardaient pas à reparaître. L'une, la dix-neuvième, a été guérie à Vichy de la gastralgie et des névropathies variées auxquelles elle était sujette, en même temps que toute sa constitution s'est fortifiée ; mais la douleur dans les reins persistait à son départ.

C'est l'élément congestionnel, l'engorgement, l'induration même, qui ont été le plus favorablement modifiés par la cure ; ainsi nous trouvons que dans huit cas, c'est-à-dire chez les deux tiers des sujets, il y a eu amélioration sous ce rapport. La différence est grande entre ce résultat et celui qui a été constaté pour la série précédente, où l'engorgement de la matrice avait disparu après la cure, chez toutes les malades que j'ai été à même d'examiner. Quant à la déviation, jamais non plus je ne l'ai vue disparaître chez celles de la seconde série; elle avait diminué dans la moitié des cas, et persisté dans l'autre. Pourtant la moitié des malades a fait deux cures à Vichy, l'une même en a fait trois; et ce n'est pas parmi ces dernières que nous avons trouvé les résultats les plus favorables. Les deux cas de guérison plus ou moins complète se rapportent, l'un à une métrite chronique, sans altération de la muqueuse cervicale, et l'autre à une métrite intense, subaiguë, avec lésion très prononcée du col dont l'aspect était fongueux, mais où manquait l'induration.

Les cas les plus réfractaires à cette médication ont été ceux où l'élément phlegmasique prédominait le plus; ce qui confirmait le précepte donné par M. Petit, qu'il fallait qu'*il n'y eût plus rien d'aigu* dans la maladie pour qu'on pût faire usage des eaux de Vichy.

Cette contre-indication générale a été également posée par plusieurs médecins allemands à l'égard d'autres eaux thermales, notamment d'Ems. C'est encore la restriction qu'avait faite Kiwisch, avant de permettre de recourir aux douches vaginales, sur l'efficacité desquelles il avait tant insisté dans le traitement des affections chroniques de la matrice. (Voyez *Klinische Vortraege*, p. 51.)

Nous sommes donc conduit, de par l'observation, à conclure qu'avant d'employer les eaux de Vichy pour le traitement des affections de l'utérus, il faut combattre, par une médication appropriée, l'élément phlegmasique.

L'hyperesthésie du col a paru, dans tous les cas précédemment cités, le signe caractéristique le plus constant de la métrite subaiguë ou chronique ; tandis que l'induration, qui est aussi l'un des résultats de l'inflammation, n'existe pas dans tous les cas. Je vais citer quelques faits qui démontreront que l'hyperesthie elle-même du col n'est pas un symptôme absolu, nécessaire de la métrite chronique.

B. — Métrites chroniques caractérisées par l'induration du tissu, jointe à d'autres symptômes, sans hyperesthésie du col.

OBSERVATION 28. — *Affection datant de quinze ans : antéversion complète avec rétroflexion du col; induration de tout l'utérus; engorgement phlegmasique du tissu cellulaire péri-utérin. — Après vingt-sept bains de piscine, les douleurs ont diminué ainsi que l'induration. — Quatre mois et demi après, on constate une diminution très marquée du volume du corps utérin.*

Baronne de N..., quarante-cinq ans, Paris, d'une bonne constitution, d'un tempérament nerveux, encore réglée, ayant l'expression de la santé, souffre depuis quinze années d'une maladie de matrice, suite de couches. Une foule de médications ont été essayées ; en dernier lieu, la malade a subi trente-six fois la cautérisation du col. Elle arrive à Vichy le 16 juillet 1856, sur l'indication de M. Hervez de Chégoin. Je constate, par le toucher, que le col se trouve haut en arrière, le corps en avant; le doigt peut en outre s'engager derrière le col, dans une sorte de concavité qui sépare la portion cervicale du corps de l'utérus ; l'organe entier présente une dureté insolite ; il s'en détache en avant, en haut et à droite, un prolongement, une sorte de corne sensible à la pression. Au spéculum, l'orifice, dirigé tout à fait en arrière, ne s'aperçoit point, malgré tous mes efforts ; des mucosités abondantes baignent le col ; douleur dans le bas-ventre et les reins ; pas de ténesme vésical. (Bains de piscine de une heure et demie pour le début ; cinq demi-verres d'eau de l'Hôpital.)

Le 29, la malade a pris douze bains ; elle souffre déjà beaucoup moins ; le col semble moins dur, mais le corps, couché horizontalement, a presque la dureté de la pierre. Elle éprouve une grande chaleur générale, qu'elle attribue au traitement.

9 août. Il a été pris vingt bains de piscine (dont la durée totale comporte cinquante heures), et bu régulièrement cinq demi-verres d'eau de l'Hôpital. L'époque menstruelle a avancé de beaucoup, la perte a été faible. Madame de N... se plaint d'une grande irritation ; la leucorrhée a augmenté ; mais les douleurs, ordinairement réveillées par la marche, ont diminué. Le col, toujours très haut, est moins dur ; je le sens boursouflé en arrière.

15. Après vingt-sept bains, représentant une durée de soixante-quinze heures, Mme de N... se sent fatiguée comme on l'est à l'approche des règles ; elle éprouve quelques bourdonnements dans les oreilles... Je l'engage à cesser le traitement. Le col, encore haut en arrière, est presque revenu à la consistance normale, tandis qu'en avant le corps est toujours très dur et pesant ; il est pourtant plus facile à circonscrire ; l'engorgement périphérique a disparu. Au spéculum, je vois la face antérieure du col qui porte quelques bourgeons, trace probable des cautérisations. La malade quitte Vichy.

Le 30 décembre, M. Hervez de Chégoin m'informait « qu'un récent examen de la malade lui avait fait constater une amélioration consistant dans la diminution du volume du corps de la matrice ; le col était encore plus volumineux qu'à l'état normal, et présentait, entre ses lèvres, des granulations qui saignaient au contact ; il était toujours porté en arrière ; les symptômes locaux de gêne, de pesanteur, avaient diminué, mais existaient encore. »

Cette affection de matrice est complexe et ancienne ; tout l'utérus a acquis une excessive dureté ; l'antéversion est compliquée d'une rétroflexion du col, qui permet difficilement d'en apercevoir l'orifice ; de plus, il existe une phlegmasie développée dans le tissu cellulaire péri-utérin (du côté *droit*, ainsi qu'il arrive presque toujours). L'antéversion est si complète, qu'ici, comme dans l'Observation 66, le ténesme vésical fait défaut, le fond de l'utérus se trouvant plus bas que le bas-fond de la vessie.

Dans ces circonstances difficiles, qu'a produit la cure de Vichy ? Son premier effet habituel, à savoir un commencement de résolution de l'engorgement. Après vingt bains, la dureté du col avait manifestement diminué ; après le vingt-septième, la consistance était redevenue presque normale. En même temps les douleurs éprouvées par la malade perdent de leur intensité. Je ferai remarquer cette circonstance, qui s'est rencontrée dans plusieurs autres cas, de l'augmentation de la leucorrhée sous l'influence de la médication, phénomène regardé par plusieurs auteurs comme étant d'un favorable augure.

Après vingt bains, le col semblait boursouflé à sa face postérieure ; c'est un phénomène que nous verrons survenir assez fréquemment dans les cas de rétroversion et de rétroflexion (puisque je l'ai observé quatre fois sur treize, que les malades aient fait usage de bains avec irrigations ou de bains de piscine). Il est dû à un soulèvement œdémateux, entièrement indolent, de la muqueuse du col, ce phénomène n'a d'ailleurs aucune gravité : il disparaît ordinairement au bout de peu de jours, souvent même sans que l'on interrompe le traitement. — A ma dernière exploration, je ne l'ai plus retrouvé.

OBSERVATION 29. — *Antéversion avec obliquité latérale, et induration de tout l'utérus.* — *Gastralgie consécutive accompagnée de crises nerveuses.* — *Soulagement notable après une cure.*

Madame H..., de Paris, trente-un ans, très nerveuse, de constitution primitivement forte, fatiguée aujourd'hui, souffre depuis de longues années d'une affection de matrice. Toujours bien réglée, elle n'a jamais eu d'enfants. Elle éprouve des douleurs de reins et de bas-ventre, qui augmentent par la marche : aussi ne quitte-t-elle presque jamais sa chambre. Il s'est établi une gastralgie intense, à laquelle se joignent des crises nerveuses qui durent toute une nuit. La malade est déjà venue antérieurement à Vichy, « pour ses maux d'estomac, » et elle en a retiré du soulagement.

31 juillet 1856. Au toucher, je trouve le col haut, en arrière et à droite, pas très gros, mais dur; les lèvres de l'orifice sont engorgées, plus distinctes qu'elles ne le sont habituellement chez une femme qui n'a pas conçu. Le corps de l'utérus se sent en avant et à gauche, dur aussi, formant avec le col un plan non interrompu. (L'examen au spéculum n'a pas été fait.) Après vingt bains avec irrigations, et quelques verres d'eau de la Grande-Grille bus chaque jour, l'état des parties est à peu près le même, sauf que l'induration a peut-être diminué. Quatre mois après, cette dame m'écrivait qu'elle se trouvait bien soulagée.

Outre l'induration de tout l'utérus, nous trouvons ici ce signe de la métrite, qui a une grande valeur chez une femme, surtout qui n'a jamais eu d'enfant : je veux parler de l'écartement et de la saillie des lèvres de l'orifice ; d'ailleurs l'intensité et la ténacité des douleurs ne devaient laisser aucun doute sur la nature inflammatoire de la maladie. Aussi voyons-nous une cure très prolongée et exactement suivie, n'aboutir, comme chez la malade précédente, dont l'affection offrait avec celle-ci une grande analogie, qu'à un soulagement et non point à la guérison.

OBSERVATION 30. — *Hypertrophie notable avec induration du col de l'utérus ; antéversion.* — *Après dix-huit bains de piscine, l'engorgement a considérablement diminué, ainsi que les douleurs ; au bout de deux mois, celles-ci reparaissent moins vives.*

Madame de F..., quarante-cinq ans, d'un tempérament sanguin, obèse, a éprouvé, à différentes reprises, à ce que m'apprit une note de M. le docteur Mignot, des accidents d'irritation vésico-utérine. Elle a eu plusieurs couches heureuses. La menstruation n'a jamais été entravée, et a toujours été abondante. Depuis quelques mois, madame de F... est sujette à de véritables métrorrhagies ; elle ressent de la pesanteur dans le haut des cuisses, et une douleur de reins, qu'elle compare à la sensation qui résulterait de la compression de cette région dans un étau ; la marche cause toujours une grande fatigue.

Le 3 août 1855, le toucher me fait reconnaître que le col est situé très haut en arrière ; il est très gros et induré. Au spéculum, l'orifice est difficile à apercevoir ; il existe une rougeur vive à la lèvre supérieure. La malade est soumise aux bains de piscine de trois heures de durée, et chaque jour elle boit deux ou trois verres d'eau de l'Hôpital.

Le 26 août, elle avait pris dix-huit bains. Elle me déclara ne sentir presque plus de douleur, tandis qu'avant sa cure elle souffrait constamment. Elle parcourt chaque jour sans fatigue plusieurs kilomètres. Au toucher, je trouve le col toujours dans la même position, mais diminué de volume ; c'est surtout l'induration qui a considérablement diminué. Elle part dans un état très satisfaisant.

Le 16 mars 1856, une lettre du médecin de madame de F... m'apprit que cette dame continuait à mieux aller depuis son retour de Vichy ; cependant l'amélioration n'était pas aussi grande qu'elle avait été pendant les deux mois qui ont suivi sa cure. « La malade éprouve encore des douleurs en ceinture, de la pesanteur au périnée et à la partie supérieure des cuisses ; les règles sont toujours très abondantes, et constituent même de véritables métrorrhagies ; mais comme la constitution de cette dame est robuste, elle s'en trouve soulagée plutôt qu'affaiblie. »

OBSERVATION 31. — *Métrite chronique, antéversion avec induration du col et du corps de l'utérus ; excoriations au pourtour de l'orifice, large et saignant au contact ; écoulement sanieux qui a présenté deux fois un caractère virulent ; phlegmasie péri-utérine, qui se dissipe entièrement pendant la durée de la cure, ainsi que les excoriations et les douleurs ; il ne reste qu'un peu de tension du col, avec une légère antéversion.*

Madame X..., trente-huit ans, de constitution primitivement forte, aujourd'hui affaiblie, a eu plusieurs couches ; à la suite de la dernière, qui date de sept ans et demi, elle a commencé à souffrir du bas-ventre et des reins. Elle a été cautérisée quatre fois, l'hiver dernier, pour des ulcérations du col ; depuis elle perd moins en blanc. La marche, la station, la fatiguent; le décubitus horizontal toujours la soulage.

Cette dame était venue, l'an passé, faire une cure à Vichy, pour des coliques hépatiques liées à des éphélides sur le devant de la poitrine; l'affection utérine, dont elle ne m'avait point parlé, n'en avait pas été sensiblement modifiée. Aujourd'hui, 9 août 1856, je trouve le col un peu haut et en arrière, les lèvres du museau de tanche manifestement engorgées, l'orifice lui-même plus large qu'il ne doit être, même après plusieurs couches, insensible à la pression. Le corps de l'utérus ne se sent pas en avant. Les règles viennent de cesser. (Bains avec irrigations; eau de l'Hôpital et eau Lardy en boisson.)

Le 12, il a été pris six bains depuis l'arrivée; le col est porté un peu en arrière, mais à la hauteur normale, et le corps en avant. Il se détache, en arrière du col et à droite, un prolongement un peu dur et sensible à la pression du doigt; toute la partie accessible de l'utérus présente de l'induration. Au spéculum, je vois le col tendu, avec une bordure rouge vif à l'orifice; celui-ci est tuméfié et saigne au plus léger contact. Il existe un écoulement grisâtre, fétide, qui a communiqué deux fois une blennorrhée au mari de cette dame.

Le 26 août, elle a pris vingt et un bains; faisant de longues promenades, elle se fatigue, mais ne souffre pas; elle perd beaucoup en blanc. Le col de l'utérus est toujours porté en arrière; le corps se sent encore un peu en avant, mais en grande partie redressé. Il existe un point très dur et insensible vers la commissure gauche, un autre à droite. Le prolongement induré, que j'ai constaté le 12, n'existe plus; le spéculum montre que les excoriations qui formaient une bordure d'un rouge vif à l'orifice, ont disparu; le col, encore tendu, se reporte vivement en arrière dès qu'il s'échappe de l'instrument.

Cette observation est remarquable par le peu d'acuité des douleurs habituellement ressenties dans les régions hypogastrique et lombaire, même au moment où s'est développée la phlegmasie péri-utérine. A la fin de la cure, il existait encore un léger degré d'antéversion et de tension du col ; mais la tuméfaction et les excoriations des lèvres avaient disparu, les douleurs avaient entièrement cessé.

Au mois de janvier dernier, cette dame fut examinée par un médecin distingué, qui reconnut à la partie inférieure, à gauche, une fongosité rougeâtre, de la largeur de l'ongle du petit doigt, saignant au contact, et qui, pour la couleur et la consistance, offrait de l'analogie avec les bourgeons vasculaires des plaies de bonne nature ; la sécrétion leucotrhéique était aussi abondante que par le passé. Du reste, les digestions étaient bonnes, et l'état général satisfaisant. (Dès l'été dernier, il n'existait plus de trace des éphélides constatées, l'année précédente, au-devant de la poitrine.)

OBSERVATION 32. — *Irritation uréthro-vésicale, coïncidant avec une métrite chronique et une antéversion qui n'étaient indiquées par aucun symptôme propre. — Commencement d'amélioration sous l'influence d'une demi-cure de Vichy.*

Madame ***, trente-trois ans, petite, de constitution débilitée, très nerveuse, a eu deux couches très rapprochées, la première laborieuse, la seconde facile ; depuis cette dernière, qui date de quatorze ans, il lui est resté de la fatigue. Il y a cinq ans, elle a fait une fausse couche ; il y a deux ans, elle a été traitée d'une affection spécifique constitutionnelle par les frictions mercurielles. Il y a quatre mois, sans cause connue, elle a été prise d'une douleur vive, paraissant s'étendre de l'urèthre au col de la vessie, avec ténesmes fréquents ; depuis lors cette douleur s'est reproduite sous forme de crise, un jour sur quatre. Les bains de siége, l'eau de Vichy en boisson et le sirop de goudron paraissent avoir diminué le mal.

La malade arrive à Vichy le 7 septembre 1856, à la fin d'une époque menstruelle. Le 8, je ne constate aucune altération de la vulve; il existe seulement une assez forte leucorrhée. Le cathétérisme, pratiqué sans difficulté, est douloureux, et procure l'issue d'une urine assez abondante, très limpide. Le 9, l'urine a donné lieu à un dépôt blanc floconneux, que le microscope fait reconnaître comme formé par de l'urate de soude; il ne s'y trouve d'ailleurs aucun élément anormal. Je procède à l'exploration de l'utérus, et je trouve le col haut, en arrière, un peu dur; la pression sur la lèvre postérieure détermine une douleur subite dans les reins. Au spéculum, je vois incomplétement le col; la pression sur sa face antérieure bombée, rouge par places, fait suinter un peu de sang. La malade, dont les règles sont régulières, n'a jamais ressenti de douleurs spontanées dans la région lombaire; elle marche sans fatigue. Depuis deux jours (elle a pris deux bains), sa leucorrhée a augmenté. Elle souffre depuis longtemps de gastralgie et de dyspepsie. (Je prescris, avec les bains, les irrigations et cinq demi-verres d'eau de l'Hôpital.)

Le traitement est suivi sans aucune difficulté; les douleurs dans la vessie ne se sont pas reproduites. Au reste, il suffisait, avant la cure, de quelques jours de boisson d'eau de Vichy pour faire cesser la souffrance. Le 24 septembre, après son quinzième bain, madame *** interrompt prématurément son traitement; je trouve le col moins haut, mais aussi dur, soit en avant, soit en arrière; et la pression y produit, moins qu'à l'arrivée, la sensation douloureuse qu'elle réveillait dans les reins. Quatre mois après, cette dame m'apprit « qu'elle n'était pas entièrement guérie de ses crises, bien que celles-ci revinssent à de plus rares intervalles, et avec moins de force qu'avant la cure. »

Quelle était la cause de cette vive irritation urétrho-vésicale? L'exploration de la vessie n'avait rien appris qui pût en rendre compte ; celle de la matrice me révéla une affection qu'aucun symptôme caractéristique ne faisait pressentir. Il existait une métrite chronique suffisamment indiquée par l'hyperesthésie du col induré, et saignant sous la pression de l'instrument, jointe à une antéversion. Était-ce à cette déviation, d'origine peut-être récente, qu'il fallait attribuer l'irritation vésicale?

Quelle que fût la cause première de cette irritation de vessie, qui présentait le caractère névralgique plutôt qu'inflammatoire, il est remarquable que l'eau de Vichy en boisson ait toujours paru la calmer ; à Vichy même, aucune crise ne s'est produite. Quant à l'affection utérine, si digne d'attention par l'absence presque complète des symptômes habituels (douleurs spontanées dans les lombes ou le bas-ventre, difficulté de la marche), une très courte cure a produit un commencement d'amélioration.

OBSERVATION 33. — *Gastralgie ancienne avec dyspepsie, vomissements; accès de suffocation. — Antéversion avec rétroflexion du col, tuméfaction et induration de l'utérus, phlegmasie péri-utérine; absence presque complète de signes rationnels. — Une saison de Vichy amène seulement la disparition de l'induration du col.*

Madame F... (de B...), âgée de trente ans, d'une bonne constitution, d'un tempérament lymphatique nerveux, se rend à Vichy le 1er août 1856. Elle souffre, depuis bien des années, d'une gastralgie des plus violentes avec dyspepsie fréquente, allant parfois jusqu'au rejet des aliments; pendant ces crises, il se produit un bruit gastrique intense avec des éructations des plus vives; il s'y joint enfin, la nuit surtout, de véritables accès de suffocation. Remontant aux antécédents, j'apprends qu'à la suite d'une couche qui a eu lieu il y a huit ans, il est resté une disposition à la fatigue, laquelle est reproduite non par la marche, mais par la station.

L'exploration la plus attentive ne permet de reconnaître aucune altération appréciable de volume ou même de sensibilité de l'appareil gastro-spléno-hépatique; le ventre est souple, indolore à la pression. A l'examen de l'utérus, je trouve le col un peu haut, dirigé en arrière, large et dur. Le corps se sent directement en avant et en haut; il se continue à droite par un prolongement dur comme lui, et sensible à la pression. Au spéculum, la muqueuse utéro-vaginale est rosée, le col exempt de toute lésion. Il n'existe point de leucorrhée habituelle. Cette malade, douée d'une grande énergie morale, a conservé l'aspect de la santé, bien qu'elle présente quelques signes de chlorose, pâleur des muqueuses, céphalée fréquente. (Bains demi-minéraux, avec irrigations; l'eau Chomel d'abord, par quart de verre, puis l'eau Lardy.)

La cure a été contrariée, à différentes reprises, par les crises que j'ai décrites, et dont j'ai pu constater l'intensité : tous les antispasmodiques employés ont eu peu d'efficacité.

Le 25 août, la malade avait pris vingt et un bains. Au toucher, je trouvai le col mou et revenu au volume normal; mais l'induration continuait à la face antérieure du corps utérin et à son prolongement latéral, qui représentait comme une corde roide et douloureuse au toucher.

Trois mois et demi après son départ, cette dame m'écrivait que « le résultat de Vichy était entièrement négatif : je ne parle pas de la matrice, qui ne m'a jamais occasionné de douleur, mais de mon estomac, qui est aussi lent à digérer, aussi facile à se contracter que par le passé. »

Cette gastralgie si intense, accompagnée de dyspepsie et d'un cortége de phénomènes nerveux insolites, doit-elle être rapportée, ainsi que je l'ai cru, à l'affection de la matrice ? Ce qui m'a porté à l'admettre, c'est que l'utérus et ses annexes offraient des altérations multiples et très prononcées : double déviation, antéversion et de plus rétroflexion du col, induration notable de tout l'utérus, travail phlegmasique dans le tissu cellulaire péri-utérin. Ce qui est fort digne de remarque, c'est le peu de signes rationnels, j'allais dire l'absence des symptômes ordinairement caractéristiques de l'affection utérine, tandis que les phénomènes gastriques et nerveux sont si prononcés. J'ai observé plusieurs faits analogues, mais jamais une opposition aussi tranchée. Ce qui m'a confirmé dans l'opinion que je m'étais faite sur le caractère purement symptomatique de ces troubles fonctionnels, c'est l'insuccès même de la médication de Vichy, qui est tout à fait contraire à l'observation habituelle lorsqu'il s'agit d'une affection idiopathique de l'estomac.

Si nous étudions le groupe assez naturel formé par les six observations précédentes, il est aisé d'y retrouver la plupart des symptômes que j'ai antérieurement indiqués comme caractéristiques de la métrite chronique, sauf l'hyperesthésie du col, qui fait défaut. — Chez toutes ces malades, l'affection datait de loin ; elle était chez toutes, sauf une, la suite de couches.

Sur quatre d'entre elles, l'induration, très caractérisée, occupait à la fois le col et le corps de l'utérus ; dans les deux autres circonstances, il n'a pas été possible de juger par le toucher, de l'état de corps, qui était hors d'atteinte du doigt; la position du segment inférieur permettait de conclure qu'il existait, comme chez les quatre autres malades, une antéversion plus ou moins prononcée. Trois fois j'ai trouvé le col large, tuméfié en même temps qu'induré. Mais outre l'induration commune à tous les cas, chacun d'eux a présenté quelque autre des symptômes propres à la métrite chronique. Chez deux de ces malades (29ᵉ et 31ᵉ) se rencontre la dilatation de l'orifice utérin, phénomène d'autant plus remarquable chez la première qu'elle n'avait jamais eu d'enfant. L'écartement des lèvres s'était produit sans la circonstance qui le détermine ordinairement : je veux parler de la déchirure de l'orifice au moment de l'accouchement. Chez la seconde, j'ai retrouvé, non point l'entaille qui se reconnaît à une époque plus rapprochée de la couche, mais deux points indurés au voisinage de l'une et de l'autre commissure, et qui pouvaient être le résultat éloigné de cette lésion. Deux de ces malades (Obs. 31 et 32) avaient le col saignant au contact ; une autre était sujette à de véritables métrorrhagies. Trois d'entre elles (28ᵉ, 31ᵉ et 33ᵉ) avaient, enfin, des phlegmons péri-utérins.

Les douleurs ordinaires, lombaire et hypogastrique, existaient chez quatre de ces malades; chez les deux autres, elles faisaient défaut : il ne leur était resté, à la suite de leur couche, à l'une que de la fatigue et à l'autre une disposition à la fatigue qui se faisait sentir, non pas après la marche, mais par l'effet de la station. L'une et l'autre ont présenté des phénomènes morbides d'un autre ordre : la première, une irritation vésico-uréthrale, de date récente ; la seconde, des accès de gastralgie d'une intensité inusitée joints à d'autres phénomènes nerveux, à de la suffocation. Aussi, cette malade ne songeait-elle aucunement à une affection de matrice, qui n'était révélée pour ainsi dire par aucune souffrance locale. Une autre (la 29°) était sujette également à des crises nerveuses. Chez la vingt-huitième, atteinte d'une antéversion très prononcée, le ténesme vésical faisait entièrement défaut.

Quel a été chez ces malades le résultat du traitement qui a consisté, pour la première et la troisième, en bains de piscine, et pour les quatre autres, en bains avec irrigations? Quoique moins avantageuse que dans les cas d'engorgements mous, non inflammatoires, cette médication a eu ici des effets plus favorables que dans le groupe précédent, où l'affection offrait un caractère plus voisin de l'acuité. Chez toutes ces malades, il est survenu une certaine amélioration. Les douleurs hypogastriques et lombaires ont constamment diminué; chez l'une même, elles avaient complétement cessé, au moment de son départ de Vichy (Obs. 31). Au contraire, les névropathies sympathiques de la métrite chronique dans l'observation 33, n'ont subi aucune amélioration.

Quant à l'induration, dans tous les cas (sauf dans un seul, où il n'a été fait qu'une cure insuffisante), elle a diminué. La déviation a été chez deux malades favorablement amendée; elle a persisté chez les quatre autres. Un résultat remarquable du traitement a été la disparition pendant la cure de l'engorgement phlegmasique péri-utérin, dans les deux Observations 28 et 31.

Dans un dernier groupe, je vais réunir quelques observations sommaires, relatives à des cas de métrite chronique, dont le diagnostic offrait plus de difficulté. En effet, les signes pathognomoniques de la maladie étaient fort atténués ou manquaient presque tous; cependant l'un au moins d'entre eux se retrouve et suffit pour lever le doute. Nous citerons deux faits, où, au premier examen, on ne reconnaissait même l'existence d'aucun des symptômes caractéristiques; toutefois les commémoratifs devaient éveiller l'attention, et plus tard, effectivement, il apparut un ou plusieurs de ces signes qui permirent de fixer le diagnostic.

C. — Métrites chroniques de diagnostic plus difficile.

OBSERVATION 34. — *Métrite chronique : tuméfaction, déviation et hyperesthésie légères ; aménorrhée ; — résultat favorable obtenu après vingt-deux bains ; retour de la menstruation.*

Madame M..., de Paris, vingt-cinq ans, petite, délicate, lymphatique, a eu une seule couche, très laborieuse, il y a quatre ans (le forceps a été appliqué); il en est résulté une affection grave, à la suite de laquelle la marche est restée très difficile ; il s'est manifesté de continuels tiraillements dans le bas-ventre et dans les reins, avec une leucorrhée considérable ; à ces symptômes se sont joints tous ceux de la chlorose.

Le 30 juillet 1855, je trouve le col de l'utérus à la hauteur habituelle, mais porté en arrière ; il est un peu gros, sensible au toucher, et l'orifice un peu plus large qu'à l'état normal. Au spéculum, j'aperçois quelques rougeurs à sa face antérieure, et sur le bord de la lèvre inférieure quelques granulations claires ; un mucus transparent s'échappe de l'orifice ; la sécrétion vaginale est considérable. Les règles sont rares ; il y a, en ce moment, un retard de deux mois et demi. (Bains avec irrigations ; eau Lardy.)

Après sept bains, madame M... éprouve de la fatigue et un sentiment de courbature, comme si les règles allaient paraître. Elles se déclarent effectivement le 12 août, et durent six jours. Le 18, les bains sont repris ; le traitement est parfaitement supporté. Le 27, la malade a pris vingt-deux bains ; le col est toujours un peu gros, sensible au toucher ; l'antéversion est remplacée maintenant par un peu de rétroversion. La rougeur du col est très légère ; la leucorrhée a cessé, et l'état général est satisfaisant. Quant aux douleurs, elles ont considérablement diminué. Elle quitte Vichy.

Le 6 février 1856, j'apprends que madame M..., qui était très fatiguée à la suite de sa cure, se trouve bien. Au mois d'avril je l'ai vue, et son état continuait à être satisfaisant.

OBSERVATION 35. — *Induration avec hyperesthésie légère du col ; une amélioration marquée s'est déjà fait sentir après le douzième bain avec irrigation.*

Madame de B..., des environs de Soissons, trente et un ans, d'un tempérament lymphatique, délicate, très nerveuse, souffre du bas-ventre et des reins depuis quatre ans. Sa seconde grossesse ayant été méconnue au début, elle a été traitée jusqu'à quatre mois et demi pour une maladie de matrice ; depuis cette époque, elle ne s'est jamais remise. Elle éprouve, pour la moindre fatigue, de la douleur dans les reins, ainsi que dans le côté gauche du bas-ventre, surtout à l'époque des règles qui sont régulières ; la marche et la station la fatiguent beaucoup ; elle a des pertes blanches.

Le 3 septembre 1855, je trouve le col de l'utérus un peu dévié à droite et abaissé légèrement ; il est dur, chaud, un peu sensible au toucher, sans augmentation de volume. L'orifice semble inégal, et particulièrement hyperesthésié au voisinage de la commissure droite. (Je prescris cinq demi-verres d'eau des Célestins, dont la malade a déjà bu avec succès l'an passé, et des bains avec irrigations.)

Le 16, après qu'elle en a pris douze, elle éprouve une amélioration très marquée; « jamais, depuis le début de sa maladie, elle ne s'est sentie aussi bien. »

Le 28, il a été pris vingt bains, et le traitement est interrompu. La malade a récemment senti quelques légères douleurs, qui n'ont pas persisté. Le col est moins dur peut-être qu'à l'arrivée, mais il offre toujours une chaleur et une sensibilité exagérées.

J'ai revu cette dame dans l'automne de 1856; sans être complétement rétablie, elle se trouvait, disait-elle, bien mieux qu'avant la cure.

OBSERVATION 36. — *Engorgement dur de l'utérus avec antéversion et obliquité latérale droite; commencement de résolution pendant une cure de trop courte durée.*

Madame B..., de Paris, vingt-cinq ans, d'une bonne constitution, accoucha pour la première fois et heureusement en 1849; elle eut en 1852 une seconde couche plus difficile, et c'est de cette époque que date le commencement de la maladie. Elle souffre surtout dans les reins et dans le côté droit du bas-ventre, où elle éprouve du picotement; elle n'a point de ténesme vésical, point de leucorrhée; elle est bien réglée; parfois elle a des accès de gastralgie. Elle n'a encore suivi aucun traitement pour l'affection utérine.

Le 5 juillet 1856, au toucher, je trouve le col assez gros, ferme, situé haut, en arrière et un peu à gauche; le corps se sent en avant et à droite, induré. Au spéculum, le col apparaît sain, sans rougeur, mais entouré de mucosité opaque. (Bains avec irrigations de quinze minutes; cinq demi-verres d'eau d'Hôpital.)

Je ne revois la malade que le 25 juillet, au moment de son départ; elle a pris dix-neuf bains avec irrigations. A la suite d'une excursion de deux jours jusqu'au sommet du Puy-de-Dôme, elle a de nouveau souffert dans le côté droit du bas-ventre, où les douleurs avaient diminué ou même cessé. Je trouve le col moins dense; le corps se sent toujours dur et pesant, à droite derrière le pubis.

Au commencement de février 1857, j'appris que cette jeune dame, bien portante en apparence, souffrait moins souvent de la gastralgie; mais les douleurs dans les reins et dans le bas-ventre persistaient.

Dans ce cas, les phénomènes morbides se trouvent réduits en quelque sorte à leur plus simple expression : tuméfaction et induration de l'utérus qui s'est dévié. (Ici, comme dans le fait précédent, il y a eu obliquité latérale jointe, dans le cas actuel, à l'antéversion, et la douleur était ressentie dans le côté où appuyait le corps de l'utérus.) Malgré son peu de gravité apparente, l'affection est rebelle à une cure trop tôt interrompue.

OBSERVATION 37. — *Sable urique; — tuméfaction avec induration du col de l'utérus; à la fin de la cure, l'engorgement et l'hyperesthésie sont limités à une portion du segment inférieur.*

Madame A... L..., de Paris, quarante ans, grande et douée d'un assez fort embonpoint, très nerveuse, bien réglée, ayant eu des enfants, souffre depuis trois ans et demi et sans cause connue, de la matrice qui, dit-elle, a été auparavant abaissée. Elle éprouve surtout de la fatigue dans les reins et un fréquent besoin d'uriner. Elle a eu souvent des dépôts de sable rouge dans son urine, et c'est pour ce motif que M. Rayer lui a conseillé une saison de Vichy. Elle porte une ceinture hypogastrique.

19 juin 1856. Au toucher, la ceinture ôtée, je trouve le col assez haut en arrière, gros et dur; le corps de l'utérus ne se sent pas en avant. Au spéculum, je ne vois

qu'une petite excoriation à la lèvre postérieure. (Bains avec irrigations de vingt minutes; cinq demi-verres d'eau Lardy en boisson.)

Toute la cure est contrariée par les émotions vives que cause à cette dame la maladie sérieuse de son mari. Après vingt-deux bains, elle me déclare qu'elle a moins souffert des reins et que le besoin d'uriner est moins fréquent. Au toucher, je trouve le col encore assez haut; il est pourtant plus facile à explorer; il est encore gros et dur, surtout en arrière et à droite, où il existe aussi une sensibilité plus vive.

OBSERVATION 38. — *Antéversion avec induration, excoriations et granulations du col, compliquées d'un engorgement inflammatoire périphérique; gastralgie, troubles nerveux sans douleurs locales. — Amélioration générale et locale à la suite d'une cure.*

Madame W..., Polonaise, vingt-cinq ans, d'une forte complexion, de tempérament lymphatique et nerveux, a eu, il y a trois ans, une fausse couche de six mois; il en est résulté une affection de matrice, dont elle a cessé de souffrir lorsqu'il est survenu une nouvelle grossesse. Accouchée il y a un an, elle a nourri son enfant pendant sept mois; l'allaitement et une attaque de choléra l'ont beaucoup fatiguée. Elle se plaint de gastralgie, et ses digestions sont très irrégulières; en outre, elle est devenue d'une impressionnabilité extrême, pleurant pour la plus petite émotion. Une cure faite au printemps dernier, à Schwallbach, lui a procuré du soulagement.

Cette dame arrive à Vichy le 25 août 1856, à l'époque ses règles, qui paraissent régulièrement. Le 29, elle commence à prendre des bains demi-minéraux, et à boire cinq demi-verres d'eau du puits Chomel. Le traitement est bien supporté. Le 3 septembre, désirant savoir s'il n'existerait pas encore quelque reste de l'affection utérine, qui serait la cause des troubles digestifs et nerveux, j'explore la matrice, et je trouve le col assez haut, en arrière, les lèvres dures, rigides, l'orifice un peu prolongé outre mesure, d'une sensibilité presque normale ; mais, sur le côté droit du col, il existe du relief avec de l'hyperesthésie (engorgement périphérique). Le corps de l'utérus ne se sent pas en avant : leucorrhée légère. (Je prescris les bains avec irrigations.)

Le 22, il a été pris vingt bains ; le col est toujours haut en arrière; les lèvres sont rigides, un peu douloureuses à la pression ; je ne sens plus l'engorgement du côté droit du col. Au spéculum, je vois toute la face antérieure du col occupée par des excoriations sous forme de stries perpendiculaires à l'orifice, et par des granulations rouges ; le museau de tanche est recouvert de muco-pus. (Je touche cette surface avec le nitrate d'argent.)

Le 29, le col est moins haut, surtout moins rigide ; les excoriations ont beaucoup diminué ; il reste principalement sur cette surface une série de petites granulations rouges. Les digestions se font bien mieux, l'état général est plus satisfaisant, et madame W... quitte Vichy.

Ce fait doit être rapproché de ceux que j'ai précédemment cités (voyez Obs. 32 et 33); il montre l'existence d'une métrite chronique avec un certain degré d'antéversion, des excoriations et des granulations du col, accompagnée même d'un engorgement inflammatoire périphérique, sans symptômes caractéristiques de l'affection utérine ; des troubles nerveux, une difficulté de la digestion et les commémoratifs sont les seuls guides qui nous aient conduit à rechercher l'état de l'utérus.

OBSERVATION 39. — *Antéversion complète avec obliquité de l'utérus: induration du corps, ramollissement du col dont l'orifice est béant (plusieurs années après une couche); douleurs presque nulles. — Une demi-cure est sans action immédiate sur l'induration, ni sur le déplacement; mais le col se raffermit.*

Madame F..., trente ans, grande, d'une robuste constitution, d'un tempérament lymphatique, éprouve depuis une couche, qui remonte à plusieurs années, une fatigue facile dans les reins et des pertes blanches; elle dit ne pas éprouver de douleurs.

Le 31 août 1856, je constate au toucher que le col se trouve haut, en arrière et à gauche, tandis que le corps est couché presque horizontalement en travers, le fond appuyant à droite; la partie accessible du corps est indurée, tandis que le col est mou, le doigt peut s'engager dans l'orifice comme dans un entonnoir, insensible d'ailleurs à ce contact. (Bains avec irrigations; eau Lardy en boisson.) Après dix-huit bains, j'examine de nouveau la malade, et je trouve la matrice dans la même position, le corps toujours dur, mais le col s'est raffermi; l'orifice n'est plus aussi béant. L'état général est très satisfaisant.

J'apprends, au commencement de février 1857, que le médecin de la malade a constaté un engorgement du col, et quelques érosions de peu d'étendue, à la face interne des lèvres du museau de tanche, phénomènes qui lui ont paru de fort peu d'importance.

OBSERVATION 40. — *Abaissement de l'utérus. — Métrite du col, excoriations sur sa face antérieure ramollie, ainsi qu'à l'orifice utérin. — Vingt-huit bains : aucune amélioration apparente.*

Mistress H..., de Panama, trente-trois ans, de bonne constitution, très nerveuse, a eu trois fausses couches depuis trois ans : la première à la suite d'une fièvre grave, la dernière il y a six mois. Depuis quelque temps l'apparition des règles est irrégulière et toujours douloureuse, accompagnée souvent d'attaques de nerfs. Cette dame éprouve une douleur assez fixe au-dessus de l'aine gauche et dans la hanche du même côté ; elle souffre peu des reins, et seulement quand elle s'est beaucoup fatiguée, qu'elle a monté à cheval.

Le 5 août 1855, au toucher, le col de l'utérus, un peu bas, ne semble d'abord pas beaucoup augmenté de volume ; la lèvre antérieure fait pourtant un peu plus de saillie qu'à l'état normal. L'orifice est étroit, égal, indolore comme tout le pourtour du col. Au spéculum, la face antérieure de celui-ci paraît bombée, gonflée, d'un rouge vif ; l'orifice est caché par le relief que forme cette surface ; je finis par l'apercevoir d'un rouge sombre, comme excorié, saignant sous la pression de l'instrument. Dans la fosse iliaque, on ne sent, par la palpation abdominale, aucune tuméfaction. (Je prescris des bains avec irrigations, et cinq demi-verres d'eau de l'Hôpital, qui est bientôt remplacée par de l'eau Lardy, laquelle convient plus à la malade.)

Le 21, elle a pris seize bains, se trouve bien ; ne se plaint que d'un peu de faiblesse. L'appétit est augmenté ; les règles ont paru hier sans souffrance, ce qui est rare. Le 3 septembre, il a été pris vingt-huit bains avec irrigation de vingt minutes ; il a été bu six verres par jour d'eau minérale, soit 1,200 grammes. La malade est moins agitée qu'à son arrivée, mais elle dit souffrir tout autant. Au toucher, le col semble petit, mou ; au spéculum, il apparaît, comme la première fois, bombé, tuméfié, rouge, sanglant ; l'orifice présente aussi ces derniers caractères. Il semble, quant à l'état physique du col, que rien n'ait été gagné. Le même jour, cette dame quitta Vichy, et depuis je n'ai eu sur elle aucune information.

OBSERVATION 41. — *Métrite chronique datant de quinze ans, suite de fausses couches répétées; tuméfaction; ramollissement et granulations du col de l'utérus.—Grande amélioration après une cure de Vichy. — Rechute à la suite de fatigues excessives.*

Madame L..., du département du Rhône, âgée de cinquante ans, d'une assez bonne constitution, offre, au rapport de M. Richard (de Nancy), son médecin, une idiosyncrasie nerveuse à un point extrême. Souffrante depuis quinze ans, elle attribue à une fausse couche la cause de son mal, qui dès le début, dit-elle, a été violent. Elle a eu trois enfants à terme, deux à six mois et demi et sept mois, qui n'ont pas vécu; ses couches ont toutes été très longues et très laborieuses; à la suite de l'une d'elles, elle a eu de fortes hémorrhagies, elle a été privée momentanément de la vue, puis de l'ouïe; pendant sa dernière grossesse, elle a souffert d'un œdème; depuis lors elle a fait trois fausses couches, dont la première remonte à quinze ans et la dernière à huit. Elle a eu des pertes souvent sanguinolentes et des érosions du col qui ont été cautérisées et guéries à plusieurs reprises.

A son arrivée à Vichy, le 23 juillet 1856, elle se plaint d'une douleur qui se fait sentir dans la région lombaire et dans le côté gauche du bas-ventre, et que la marche réveille toujours. Au toucher, je trouve le col de l'utérus dans une situation presque normale, gros, à lèvres larges et molles, la tuméfaction occupant surtout le côté droit. Au spéculum, je vois sa face antérieure gonflée, parsemée de granulations, de l'aspect et de la grosseur de grains de semoule, dont une seule a le volume d'un petit pois ; je remarque aussi quelques petites plaques rouges (cicatricielles?) ; constipation habituelle. (Bains avec irrigations; douches ascendantes de deux jours l'un; cinq demi-verres d'eau de l'Hôpital.)

Au début, j'eus à combattre un dévoiement assez tenace. Les règles, qui viennent assez régulièrement, ont paru le 8 août. Le 19, il a été pris vingt bains et dix douches ascendantes. La malade me dit qu'elle ne souffrait plus; les lèvres de l'orifice n'avaient plus la tuméfaction ni la mollesse que j'avais reconnues à l'arrivée ; mais le reste du col était encore gros, et offrait une hyperesthésie que je n'avais pas trouvée au premier examen. Les granulations persistaient.

Quatre mois après, le mari de cette dame m'apprenait qu'à la suite de la cure elle avait éprouvé le plus grand bien, mais que des fatigues de corps excessives, jointes à des chagrins, avaient diminué de beaucoup les résultats obtenus : de temps à autre elle sentait encore un point dans le côté.

Voici la seule des Observations de ce groupe où il ne se rencontre pas de déplacement concomitant.

L'hyperesthésie du col ne s'est manifestée qu'à la fin de la cure, quand la malade ne ressentait plus de douleurs spontanées, et quand les lèvres du museau de tanche, d'abord larges et molles, avaient repris leur consistance normale. Je signalerai encore cette sorte de contradiction dans les symptômes : la douleur se faisait sentir dans le côté gauche du bas-ventre, où l'exploration ne révélait aucune altération, tandis que le côté droit du col était le siége principal de la tuméfaction.

Je ferai remarquer enfin que chez cette dame, d'une sensibilité nerveuse très grande, le traitement a été non-seulement efficace, mais n'a nullement produit l'excitation que son tempérament pouvait faire redouter.

Observation 42. — *Métrite, chronique, remarquable au moment de la cure, par l'absence de la plupart des symptômes caractéristiques, compliquée d'une dyspepsie avec gastralgie rebelle. — Amélioration, suivie de rechute.*

Madame ***, âgée de vingt-sept ans, d'un tempérament lymphatique et nerveux, m'est adressée par M. le docteur Hannequin, de Reims, avec la note suivante : « Cette dame est tourmentée, depuis neuf ans, d'une gastralgie rebelle; mariée à la campagne en 1849, non-seulement elle n'a pas éprouvé d'amélioration, mais elle a été atteinte en 1850, après son premier et unique accouchement, d'une affection de la matrice, caractérisée, dès le début, par de l'abaissement avec antéversion, puis par des excoriations du col. Traitée sans succès par divers moyens, souffrant de plus en plus de sa gastralgie qui s'était compliquée de vomissements bilieux, elle a fait, il y a quatre ans, une saison aux eaux de Plombières, qui l'a doublement soulagée; quelques mois après, la souffrance reparut avec plus d'intensité. Traitée à Paris elle en est revenue dans un état réel d'amélioration, qui s'est assez longtemps soutenu, tant sous le rapport gastralgique que sous celui de l'affection utérine. Mais, depuis quelque temps, le mal a repris un certain caractère d'aggravation, qui se traduit en signes sensibles par de la leucorrhée, de l'antéversion, la rougeur et le gonflement du col utérin ; en signes rationnels, par de l'hyperesthésie vaginale, des douleurs dans la région hypogastrique, qui s'étendent aux reins, aux aines et jusque dans les cuisses ; par de la dyspepsie, compliquée de vomissements, de douleurs et de battements à la région épigastrique, enfin par un ensemble de symptômes qu'on peut désigner sous les noms de gastralgie et d'hystéralgie. Le moyen dont madame *** paraît obtenir les meilleurs résultats est le tartre stibié à dose vomitive, pris de temps en temps, lorsqu'elle est tourmentée de vomissements bilieux. »

Arrivée à Vichy le 18 juin 1856, je reconnus les symptômes suivants : le col se trouve haut en arrière; il n'offre ni dureté, ni tuméfaction notable; le corps se sent en avant. Au spéculum, j'aperçois une rougeur assez vive du segment inférieur; l'orifice est sain, il a l'aspect que présente un col virginal. Écoulement leucorrhoïque abondant. La menstruation est régulière; l'état général très satisfaisant. (Bains de piscine; eau de l'Hôpital en boisson.) La cure fut contrariée, surtout vers la fin, par plusieurs crises de gastralgie violente avec vomissements... Cependant, le 17 juillet, la malade en était arrivée à son vingt-unième bain; les souffrances éprouvées dans le bas-ventre et les reins avaient beaucoup diminué; la matrice était toujours antéversée, quoiqu'à un moindre degré, l'orifice toujours sain; une rougeur bleuâtre persistait à la face antérieure du col, que le doigt parvenait aisément à faire descendre; mais ce mouvement y réveillait de la sensibilité.

Le 11 décembre, je reçus de M. Hannequin les renseignements subséquents : pendant les deux mois qui ont suivi son retour de Vichy, la santé de cette dame avait été assez bonne. Depuis il était survenu de nouveau un trouble complet des fonctions digestives. L'examen récent de l'utérus avait appris que le col était encore en arrière, tuméfié, granuleux, surtout sur la lèvre postérieure; il n'y avait plus trace des excoriations constatées avant le voyage de Vichy. Mais il existait un léger relief dans la région ovarique gauche. Le toucher développait une vive sensibilité en avant du col et à droite; leucorrhée persistante; l'écoulement menstruel était devenu peu abondant, irrégulier, et la malade se trouvait d'autant mieux qu'il tardait davantage. Elle éprouvait quelques douleurs dans la région rénale; ses urines, parfois sableuses, déposaient de l'acide urique. Elle ressentait une douleur presque constante dans l'hypochondre gauche, d'une part, et, de l'autre, dans la fosse iliaque du même côté.

Cette observation offre un grand intérêt au point de vue de la symptomatologie. Si je m'en étais rapporté au résultat seul de mon examen, je n'aurais pas cru devoir ranger ce cas parmi ceux de métrite chronique; je n'ai constaté qu'une antéversion sans tuméfaction marquée du col, qui présentait seulement de la rougeur, sans hyperesthésie. Pourtant les douleurs étaient très prononcées; devait-on les rapporter à la seule antéversion? Les commémoratifs devaient me mettre en garde; les renseignements postérieurs à la cure ont achevé de me fixer sur la véritable nature de cette affection. Il est donc important, pour le diagnostic comme pour le pronostic à porter dans ces maladies utérines de formes si variées, de noter qu'à certains moments la métrite chronique peut apparaître sans ses signes les plus habituels; il peut y avoir une sorte de rémission dans les symptômes de l'affection, qui reste pour ainsi dire latente.

Dans ce cas particulier, quel rapport existe-t-il entre l'affection gastrique et celle de l'utérus? La gastralgie préexistait à l'affection de l'utérus; elle présente d'ailleurs un caractère de gravité insolite, et il n'existait point de relation entre les exacerbations de l'un et de l'autre ordre de symptômes. La dyspepsie avec la gastralgie se présentent donc ici à titre de complication indépendante de la maladie de matrice. La cure de Vichy me paraît doublement indiquée. D'abord la métrite ne présente plus aucun caractère d'acuité; l'hyperesthésie considérable notée par M. Hannequin me paraît devoir être attribuée en partie, chez cette dame très nerveuse, à de l'hystéralgie. Cette médication convient encore contre cette affection gastrique si tenace, malgré la rechute qui a suivi une amélioration évidente.

On a pu voir, par la lecture des faits précédents, que le diagnostic de la métrite chronique n'est pas toujours sans difficulté.

La première de ces Observations présente presque tous les symptômes de cette affection fort atténués d'une part, et de l'autre, sans l'induration caractéristique de la phlegmasie ; mais on retrouve (outre la tuméfaction, la rougeur et les granulations du col, l'hyperesthésie du col, jointe au prolongement anormal de l'orifice utérin, signes dont j'ai indiqué la valeur ; dans ce cas de forme légère, le traitement eut un résultat favorable. Dans les faits suivants, l'induration reparaît, liée, dans l'Observation 35, à une hyperesthésie légère, sans augmentation de volume, sans antéversion ; cette déviation était remplacée par une obliquité latérale et un peu d'abaissement. J'ai constaté, chez cette dame très nerveuse, un symptôme rare de la phlegmasie chronique de l'utérus : je veux parler de la chaleur du vagin et du col. Chez elle encore le résultat du traitement a été assez satisfaisant ; après douze bains avec irrigations, elle éprouvait un état de bien-être qu'elle n'avait plus connu depuis quatre ans, depuis le début de la maladie.

L'Observation 36 n'offre, pour symptôme caractéristique de la métrite chronique, que la seule induration du corps de l'utérus ; je n'ai pas constaté d'hyperesthésie, le col était sain ; le traitement, trop tôt interrompu, avait amené, avec un commencement de résolution de l'engorgement, une diminution momentanée des douleurs à l'hypogastre.

Les deux faits suivants présentent une phlegmasie *partielle du col ;* ainsi dans le premier, après que la tuméfaction générale du segment inférieur eut cédé à l'effet des bains, je pus aisément m'assurer que tous les signes de l'inflammation, l'augmentation de volume, l'induration et l'hyperesthésie, étaient pour ainsi dire bornés à la partie postérieure droite du col. Le résultat immédiat du traitement a été peu satisfaisant. Dans l'Observation 38, je constatai, dès le début, sur le côté droit du col, un relief avec une sensibilité vive qui avait disparu après le vingtième bain.

Nous retrouvons chez cette malade, comme aussi chez la malade suivante, l'absence presque complète des signes rationnels généraux des affections de matrice ; ainsi il n'existait de douleur ni dans le bas-ventre ni dans les reins ; des phénomènes nerveux, de la gastralgie, une extrême impressionnabilité morale, étaient les seuls symptômes dont elle se plaignit ; sous ce rapport, ce fait se rapproche entièrement de celui que nous avons cité plus haut (voyez *Obs.* 33). Même absence de douleurs spontanées et de celle que réveille le toucher, chez la trente-neuvième malade ; l'induration occupait il est vrai, comme dans l'Observation 36, le corps de l'utérus ; tandis que le corps était dur, le col était mou, mais béant, comme on l'a vu dans plusieurs des premières Observations de métrites subaiguës ou chroniques. A la fin de la cure, l'induration persistait au corps utérin, mais le col s'était raffermi et l'écartement de ses lèvres avait diminué. (Dans le quarante-unième fait nous avons obtenu un résultat semblable.)

Chez la quarantième malade, le col était mou aussi,

sans induration du corps; l'inspection au spéculum révéla, comme dans les Observations 2, 5, 8, une tuméfaction que le toucher ne démontrait pas; il n'y avait d'ailleurs point d'hyperesthésie ; mais l'orifice apparut d'un rouge sombre, excorié, saignant au contact ; trois avortements rapprochés avaient été la cause de la maladie. Il ne pouvait y avoir de doute, d'après le dernier symptôme, sur sa nature inflammatoire : une cure prolongée fut sans résultat immédiat ; je manque d'informations ultérieures sur cette malade, qui est retournée à Panama.

L'Observation 41 montré un col large, gros, mou (la tuméfaction occupant, comme chez la trente-septième malade, presque exclusivement le côté droit), sans hyperesthésie, sans altération de la muqueuse, autre que quelques granulations. Après la fin de la cure de Vichy, les lèvres de l'orifice, ramollies au début, étaient revenues à la consistance normale, les douleurs ressenties dans la région lombaire et dans le côté gauche du bas-ventre avaient disparu ; mais le reste du col était encore tuméfié et présentait une hyperesthésie que je n'avais point trouvée au premier examen. Ce fait montre combien le diagnostic et le pronostic doivent être réservés dans ces cas de phlegmasie chronique, ancienne, de la matrice.

Le dernier fait de ce groupe offre avec le précédent une grande analogie : il s'agit encore d'une maladie de matrice rebelle, compliquée d'une affection non pas sympathique, mais idiopathique, des voies digestives. Au moment où cette malade se présenta à mon examen, je ne constatai autre chose qu'une antéversion avec rougeur assez vive du col, sans induration et même sans tuméfaction appréciable. Il y a plus : malgré la couche qui a eu lieu à terme, l'orifice utérin avait l'aspect d'un col virginal (1). Cependant les commémoratifs très explicites donnés par un médecin digne de toute confiance ne permettaient pas le moindre doute sur l'existence antérieure d'une métrite. A la fin de la cure, lorsque j'essayai de replacer l'utérus dans sa position normale, ce mouvement avait réveillé une assez vive sensibilité. La suite de l'observation acheva de nous éclairer : la tuméfaction, avec les granulations et l'hyperesthésie du col, reparurent en même temps que s'annonçait un phlegmon pelvien.

La métrite chronique peut rester, comme on le voit, pendant une certaine période, à l'état latent, pour présenter ensuite des retours à un état plus aigu.

Si nous réunissons les résultats fournis par ces divers groupes de métrites subaiguës ou chroniques, à quelles conclusions sommes-nous conduit?

Sur un total de vingt-sept malades, nous ne comptons que deux ou trois guérisons plus ou moins complètes ; à peine, dans la moitié des cas, avons-nous obtenu une amélioration ; dans l'autre, après un soulagement plus ou moins marqué des souffrances, celles-ci ne tardent pas à reparaître. C'est l'élément *engorgement*, qui se trouve le plus favorablement modifié

---

(1) En visitant, dans un autre but, un très grand nombre de femmes dans un service spécial, j'ai rencontré quelquefois cette disposition exceptionnelle. Si je n'avais pas eu la connaissance positive d'une couche antérieure (et qui, chez ces femmes jeunes encore, ne remontait même qu'à un petit nombre d'années), il eût été impossible de reconnaître le fait par la seule inspection de l'utérus. Comme d'autre part les traces de vergetures font aussi défaut, dans des cas rares sans doute, il en résulte pour le médecin légiste, par exemple, des causes d'une erreur dans laquelle il serait difficile de ne pas tomber.

par la cure; dans les deux tiers des cas, j'ai constaté une diminution évidente de la tuméfaction ou de l'induration. Le traitement triomphe momentanément de l'un des symptômes ; mais comme on n'a pas attaqué par une médication appropriée l'élément principal de l'affection, les femmes qui en sont atteintes sont exposées sans cesse à de nouvelles exacerbations de la phlegmasie, qui repasse facilement à un état subaigu ; la tuméfaction, l'hyperesthésie et les altérations de la muqueuse du col reparaissent avec les douleurs habituelles.

Avant donc d'opposer à ces états morbides la médication de Vichy, il faut commencer par en combattre la nature phlegmasique ; quand cet élément aura été complétement écarté, s'il reste un engorgement qui est fréquemment la conséquence de la métrite, alors les eaux de Vichy trouveront une application avantageuse, ainsi que nous l'avons établi par les faits exposés dans le chapitre premier.

Les Observations citées dans les deux chapitres précédents se rapportaient à des engorgements simples ou inflammatoires, avec antéversion. Je réunis dans le chapitre suivant des faits relatifs à ces deux états pathologiques, liés à la rétroversion.

CHAPITRE III.

AFFECTIONS CHRONIQUES DE L'UTÉRUS AVEC RÉTROVERSION.

Les opinions les plus contradictoires ont été avancées par les chirurgiens et les accoucheurs les plus éminents de notre époque, non-seulement sur le mode de production et sur les symptômes, mais même sur le plus ou moins de fréquence de ce genre de déplacement de l'utérus. Ainsi, tandis que Busch avait nié qu'il fût possible, hors le cas d'incurvation de la colonne vertébrale, et que presque tous les auteurs le regardaient comme bien moins fréquent que l'antéversion, M. le professeur Moreau a déclaré, dans la discussion de 1849 à l'Académie de médecine, que pour lui, au contraire, l'antéversion était rare et la rétroversion bien plus fréquente que l'antéversion. Pour M. Jobert de Lamballe, elles sont aussi communes l'une que l'autre.

On aurait peine à comprendre un pareil désaccord sur un point qu'il semble si facile de décider par l'observation, s'il ne provenait évidemment du sens différent que les médecins attachent à la dénomination d'*antéversion*; quelques-uns croyant, comme je l'ai dit, devoir la réserver pour les cas de chute complète de l'organe en avant, tandis que, pour le plus grand nombre, l'antéversion existe dès qu'il y a exagération de l'inclinaison naturelle. On comprend que l'exagération de cette inclinaison se produise plus facilement que la réclinaison en arrière. Si nous comptons les faits que nous avons été à même d'observer à Vichy, nous trouvons un total de quarante-trois antéversions contre huit rétroversions; le premier de ces déplacements serait cinq fois plus fréquent que le second.

Quant à ses causes, on en a indiqué de plusieurs espèces. On a distingué d'abord les cas de rétroversion originelle ou acquise, et M. Jobert de Lamballe a insisté sur cette division, affirmant l'impuissance de l'art contre les cas de la première catégorie. Nous citerons deux Observations (46 et 50), dans lesquelles le déplacement de l'utérus en arrière semble avoir préexisté à la période d'activité des organes génitaux. Parmi les causes accidentelles de la rétroversion, on a signalé des mouvements brusques, violents. Ainsi, Meissner, Bruminghausen ont rapporté des faits où cette déviation avait suivi l'effort exercé pour soulever un fardeau. Dans notre Observation 47, elle semble avoir été la conséquence d'un saut rapide, opéré au moment d'une époque menstruelle. On a invoqué certaines dispositions anatomiques comme favorisant cette déviation, telles qu'un bassin étroit ou trop large, etc. Detroit (voy. *Cursus der Geburtshilfe*, Berlin, 1846, t. II, p. 1007) dit qu'elle se rencontre assez souvent chez des vierges d'un certain âge. Ce qui est certain, c'est que la stérilité est souvent liée à ce genre de déplacement.

Parmi les causes pathologiques nombreuses, on a indiqué, parallèlement à l'engorgement de la paroi antérieure de l'utérus pour l'antéversion, celui de la paroi postérieure comme entraînant la rétroversion. Dans une seule de nos Observations, nous avons constaté l'existence d'une induration avec hyperesthésie de la paroi postérieure et du fond de l'utérus. Seulement cet engorgement est-il cause ou effet de la déviation, c'est un point sur lequel on n'est pas d'accord : il est probable que l'une et l'autre circonstances se présentent ; c'est la marche de la maladie, c'est l'étude de ses premiers symptômes qui permettront de reconnaître si le déplacement est la conséquence ou la cause de l'engorgement. Il me semble que, dans la plupart des faits que je rapporterai, c'est la première condition qui a été réalisée. Au reste, la solution de cette question n'a pas pour nous l'importance que plusieurs auteurs y ont attachée ; nous avons appliqué à tous ces cas le traitement de Vichy, sans employer aucun moyen mécanique. Sauf les deux circonstances où la déviation paraissait congénitale, et une autre où les accidents dataient de dix-huit années et s'étaient déclarés à la suite d'une métrite aiguë, la rétroversion a cédé en même temps que disparaissait ou même que diminuait l'engorgement ; il est donc probable que dans ces derniers cas, elle était consécutive à la tuméfaction de la matrice.

On doit compter aussi parmi ces causes, les adhérences morbides contractées par l'utérus, à la suite de couches plus ou moins difficiles, suivies d'accidents inflammatoires ; le travail du docteur Mikschik, que j'ai déjà cité (1), a prouvé par des recherches cadavériques combien sont fréquentes les adhérences contractées par l'utérus à la suite de phlegmasies développées soit dans le tissu cellulaire environnant, soit dans les annexes de l'organe.

Meissner et Busch ont admis trois degrés de la rétroversion. Dans le premier, il y a simple inclinaison en arrière du corps de l'utérus ; dans le second, la matrice est horizontalement couchée ; dans le troisième, où la rétroversion est complète suivant eux, le corps est descendu en arrière au-dessous de l'axe horizontal, et le col en avant est porté plus haut, quelquefois si haut au-dessus de la symphyse, qu'on ne peut plus l'atteindre ; dans ce cas, il se produirait parfois une flexion en forme de cornue. Nous n'avons rencontré que le second degré, qui peut-être mériterait déjà la dénomination de rétroversion complète ; dans les cas exceptionnels, où le fond de l'utérus est plus bas en arrière que le col en avant,

---

(1) Voyez *Zeitschrift der K. K. Gesellschaft*, cah. mars et avril 1856.

il y a exagération du déplacement (1). Les symptômes de ce genre particulier de déviation sont d'abord peu marqués; ils se prononcent davantage à mesure que l'inclinaison augmente. Quant aux signes rationnels donnés comme propres à la rétroversion, nous ne craignons pas de le dire, il est impossible, avec leur aide, de diagnostiquer sûrement la maladie. On trouve dans la rétroversion, les symptômes communs à presque toutes les affections chroniques de l'utérus, comme on pourra s'en convaincre par la lecture des observations particulières ; mais ce genre de déviation se reconnaît de la manière la plus évidente au toucher. Il n'y a même pas ici le doute qui peut rester pour un certain nombre de cas de déplacement de la matrice en avant ; (comme souvent le corps de l'organe est hors de la portée du doigt, il peut y avoir antéflexion); mais la rétroversion est presque toujours liée, comme on va le voir, à un certain degré d'abaissement en masse de l'organe ; le doigt peut suivre, dans le vagin prolongé horizontalement en arrière, le corps de l'utérus qui fait suite au col et se trouve sur le même plan que lui.

Quant au traitement de cette déviation, l'art est en possession de moyens bien incertains. Est-il un praticien qui consente encore à appliquer et à laisser à demeure une mèche dans le rectum de la patiente pendant des jours et des semaines entières? Le simple replacement a suffi, je le sais, dans des cas rares; les pessaires ont quelquefois réussi ; les instruments Simpson, Valleix, ont dû procurer quelques guérisons plus ou moins durables. Mais qui ne connaît

---

(1) Madame Boivin a vu deux fois le col de la matrice être soulevé par la vessie remplie d'urine.

toute l'incertitude ou tous les inconvénients de ces méthodes? C'est avec confiance que je livre aux médecins le résultat que j'ai obtenu de la médication par les eaux de Vichy. Je l'employai d'abord dans le seul but de combattre l'engorgement qui accompagne presque toujours la déviation et qui me semble en être le plus souvent la cause productrice. J'ai vu l'engorgement guérir et avec lui la rétroversion disparaître dans la plupart des cas. Je ne faisais que suivre ainsi le précepte formulé par M. Hervez de Chégoin qui recommande de traiter les autres éléments morbides avant de s'occuper de la déviation. J'ai fait plus : dans deux cas, où il n'existait aucun engorgement de l'utérus, mais où une rétroversion accompagnait d'autres symptômes auxquels était applicable cette médication, j'y ai eu recours. Dans un cas (obs. 45), j'ai obtenu une entière guérison avec redressement de la matrice, et dans l'autre (obs. 46), la guérison des souffrances avec un redressement partiel.

TROISIÈME SÉRIE.

RÉTROVERSIONS.

A. — Rétroversion avec engorgement.

OBSERVATION 43. — *Rétroversion avec abaissement, obliquité et engorgement de l'utérus; granulations sur le col, complication de gravelle, urine purulente; vingt-cinq bains de piscine : l'engorgement et la déviation cèdent; les granulations sont en voie de guérison. — Au bout de quelques semaines, les douleurs ont entièrement disparu.*

Madame V..., de Paris, vingt-neuf ans, d'un tempérament lymphatique nerveux, d'une constitution rachitique avec déviation prononcée de la colonne vertébrale, m'est adressée, le 9 juillet 1854, par son médecin, M. Richet, comme affectée de gravelle. (L'analyse des concrétions a montré à M. Bouchardat qu'elles étaient formées d'acide urique et de phosphate ammoniaco-magnésien.) Mariée depuis cinq ans, et toujours régulièrement menstruée, cette dame, à la suite d'une couche, fut atteinte, il y a deux ans et demi, d'un engorgement avec déviation de l'utérus et ulcération du col. Le pessaire fut employé sans succès; dans ces derniers temps, les douleurs de reins avec difficulté dans la marche continuant toujours, ainsi que les ulcérations, la malade fut traitée par des cautérisations répétées avec le nitrate d'argent.

Le 13, je trouvai la matrice abaissée; le col, gros, se rencontrait à 0^m,04 ou 0^m,05 de l'orifice vaginal, dirigé en avant et à droite; le corps de l'utérus appuyait en arrière et à gauche; au spéculum, je constatai, sur les lèvres tuméfiées et d'un rouge vif, l'existence de granulations, notamment en bas et à droite, ainsi qu'à la commissure gauche. Pendant la station, madame V... éprouve dans le bassin une sensation de pesanteur; la marche détermine rapidement des douleurs dans le bas-ventre et dans les reins, douleurs que le décubitus horizontal calme, mais ne fait point cesser. Leucorrhée, constipation habituelle. L'urine présente un dépôt blanc, crémeux, que l'examen miscroscopique fait reconnaître comme étant constitué par des globules purulents. (Bains de piscine et cinq demi-verres d'eau Lardy.)

Le 21, apparition à l'époque normale, des menstrues, toujours douloureuses, plus encore cette fois que de coutume.

Le 26, l'urine a cessé de déposer, mais il s'amasse au fond du vase une substance filante analogue à du blanc d'œuf. Les bains sont pris pendant deux heures ou deux heures et demie, et sont bien supportés; quatre verres d'eau en boisson.

3 août. L'état général est très satisfaisant. Je constate que la matrice, encore basse, a presque repris sa direction normale ; le col, ramené dans l'axe médian, est encore un peu dirigé en avant. A la lèvre supérieure, il existe un point dur, comme cartilagineux, entièrement indolore. Au spéculum, je reconnais que les granulations sont en voie de guérison ; plusieurs d'entre elles ont déjà disparu. Les douleurs ont sensiblement diminué.

Le 14. Les règles ont avancé de huit jours ; comme de coutume, la malade a beaucoup souffert dans les reins et dans le bas-ventre; son urine n'a plus présenté de sédiment épais. Elle a pris vingt-cinq bains de piscine. Depuis quelques jours, elle supportait moins bien la boisson ; elle éprouvait du dégoût ; il se manifestait de l'agitation pendant la nuit. Je jugeai qu'il était temps de cesser le traitement.

Le 24 juillet 1855, cette dame revient à Vichy pour continuer le traitement de sa gravelle. Elle m'apprend que c'est quelques semaines seulement après la cessation de sa cure de l'an dernier, qu'une amélioration marquée et définitive s'est fait sentir du côté du bas-ventre. (Un mois après avoir quitté Vichy, elle a rendu, par l'urine, de nombreuses concrétions blanches, rugueuses, assez grosses : sans coliques.) L'hiver dernier, elle a ressenti « par moments de légères douleurs dans
» le bas-ventre ; mais celles-ci ne pouvaient plus du tout
» se comparer à celles qui existaient avant la cure et
» qui ne la quittaient pour ainsi dire point. Maintenant
» elle va bien ; à peine éprouve-t-elle quelque ressenti-
» ment douloureux quand elle se fatigue beaucoup. » Les digestions sont très bonnes, la constitution s'est fortifiée. Au toucher, je reconnais que la matrice, toujours un peu basse, est dans sa direction normale ; le col indolore est encore un peu gros, et la lèvre antérieure me paraît

avoir une consistance plus ferme qu'à l'état normal. Un petit bourrelet mou, du volume d'une noisette, se sent dans le cul-de-sac postérieur, un peu à droite. L'examen au spéculum a été pratiqué dernièrement par M. Richet, et a permis de constater l'absence de toute lésion. Peu après la seconde cure, cette dame devint enceinte.

OBSERVATION 44. — *Abaissement avec rétroversion et léger gonflement du col. Amélioration après une saison de Vichy; la tuméfaction cède, les douleurs diminuent, mais la déviation persiste.*

Madame A. d'A..., trente-six ans, petite, de tempérament lymphatique, mariée depuis dix-huit ans, toujours bien réglée, n'a jamais eu d'enfants; (son mari, ainsi qu'elle, paraissent bien constitués.) Au bout d'un mois de mariage, elle a eu, dit-elle, « une inflammation »; depuis, elle n'a cessé de souffrir dans les reins et les aines. En 1855, à la suite d'une scarlatine, elle eut le ventre enflé; elle fit une saison à Néris, après laquelle elle vint boire à Vichy de l'eau de la Grande-Grille et du puits Lardy. Ayant conservé de la dyspepsie avec ballonnement du ventre, elle revint à Vichy, le 28 août 1856.

A l'exploration de l'utérus, je trouvai le col bas, à $0^m,04$ de l'orifice vaginal et dirigé en avant; la lèvre antérieure grosse, molle, plate en apparence; la matrice, dans sa totalité, est petite, facile à circonscrire, indolore au toucher. Au spéculum, le col paraît sain; l'orifice est petit; la sonde pénètre à $0^m,04$ environ de profondeur. (Bains avec irrigations; eau de la Grande-Grille, le matin; eau Lardy, le soir; douches ascendantes tous les deux jours.)

Le traitement n'a présenté aucune particularité.

Le 17 septembre, il avait été pris dix-huit bains et huit douches. Hier, le dixième jour après les règles, celui où les douleurs reviennent toujours, la malade a bien moins souffert. Le col est toujours bas, en avant, aplati contre le pubis; mais l'engorgement de la lèvre antérieure a cédé. Le lendemain, la malade quitte Vichy.

Trois mois après, j'obtins les renseignements suivants : « Depuis son retour des eaux jusqu'au commencement de décembre, madame A… a éprouvé du mieux, sans que les douleurs aient entièrement disparu ; à cette époque, elle a souffert dans les aines et dans les reins, moins toutefois qu'avant le traitement de Vichy. Quant aux maux d'estomac, ils ont complétement disparu, ainsi que les gonflements et le ballonnement. »

B. — Rétroversion sans engorgement.

OBSERVATION 45. — *Rétroversion avec obliquité latérale; état granuleux et excoriation du col. — Après vingt-sept bains de piscine, l'utérus a repris sa situation normale; les granulations et l'excoriation ont disparu. Les douleurs lombaires cessent pour ne plus reparaître.*

Madame la princesse *…, quarante-cinq ans, grande, d'une bonne constitution, nerveuse, arrive à Vichy le 14 juillet 1854, se plaignant de douleurs sourdes dans le fondement et dans les reins. Cette dame, qui m'est adressée par M. Rayer, a eu cinq couches; la quatrième, qui date de cinq ans, se termina très promptement; il en résulta un abaissement de l'utérus, et la malade ne pouvait plus rester debout sans souffrir. Sa cinquième grossesse, qui remonte à 1842, fut très pénible; elle équivalut pour la souffrance, dit-elle, à neuf mois d'accouchement; à la suite de cette couche, l'abaissement disparut. En 1847, elle fut traitée pour une fissure à l'anus, qui semble avoir été guérie, mais dont il est resté une irritation constante de cette région. En 1848, elle fut opérée à Bruxelles d'une glande au sein. Depuis sa dernière couche, elle ressent une douleur dans les reins, que le décubitus soulage, mais ne fait pas cesser entièrement. La constipation est opiniâtre, accompagnée de crampes dans le rectum ; les selles, toujours difficiles, sont souvent sanguinolentes et déterminent l'issue d'un bourrelet à l'anus. Elle a eu de fortes pertes blanches ; il y a deux ans, le col de l'utérus a été cautérisé à différentes reprises ; la leucorrhée a un peu diminué, mais les douleurs ont persisté. Un traitement hydrothérapique rigoureux, auquel elle s'est soumise il y a dix-huit mois, lui avait rendu un peu de vigueur ; mais, depuis un an, sa santé languit. Les règles ne paraissent plus régulièrement (approche de l'âge critique) ; madame *... est d'une impressionnabilité extrême.

Le 17, au toucher vaginal, je constate que le col de l'utérus est porté à gauche ; il n'est ni engorgé, ni sensible ; le corps appuie à droite et en arrière sur un gros bourrelet, formé par des matières accumulées dans le rectum. Le toucher anal, douloureux, ne démontre l'existence d'aucune altération locale, d'aucune tumeur hémorrhoïdaire. Le spéculum me fait voir, à la face antérieure du col, quelques granulations rouges, et, à la commissure gauche, une petite excoriation. La progression est gênée ; la moindre course fatigue la malade, qui éprouve, plus encore que dans les reins, des tiraillements douloureux dans la cuisse. (Je prescris des bains de piscine, et quelques verrées d'eau Chomel.)

Ces bains sont bien supportés, malgré l'appréhension que cette dame en avait, en raison de l'habitude qu'elle a gardée de lotions à l'eau froide. Le 30, son état est satisfaisant ; la constipation est avantageusement combattue par l'eau Chomel, coupée de lait le matin. Cependant chaque selle est encore douloureuse. Madame *... se plaint d'éprouver souvent un peu de chaleur à la peau.

6 août. Au toucher, je trouve le col à peu près dans

l'axe médian, assez haut; le corps appuie moins à droite. L'orifice est large, dilaté; il existe à la lèvre antérieure un petit bourrelet mou, formé par la muqueuse soulevée. Au spéculum, même état que lors du premier examen. L'état général est bon; les souffrances ont diminué; mais la malade accuse toujours de vives douleurs au moment des selles. (Douches ascendantes.)

10. Ces douches, prises chaque jour, ont fait cesser les douleurs; état très satisfaisant. Le 15, madame *... a pris son vingt-septième bain; dans la journée, elle ressent le malaise précurseur des règles. Le lendemain, la menstruation ne s'établissant pas, les coliques augmentent et amènent des crises nerveuses, contre lesquelles les antispasmodiques furent impuissants. Le 19, madame *... s'étant plainte d'un sentiment de congestion vers la tête, le pouls étant développé à 80, et la face rouge, je prescrivis une application de huit sangsues au périnée; le soir, le pouls était tombé à 64, et le calme revenu. Les règles ne parurent point.

Le 20, la malade se disposant à quitter Vichy, je constate que le col occupe sa position normale; le corps ne se sent plus en arrière; l'orifice est toujours large, indolore; il existe à chacune de ses lèvres un bourrelet mou, dépressible, formé par la muqueuse soulevée. Au spéculum, je trouve un peu de rougeur par plaques; il n'y a plus de trace de l'excoriation à la commissure gauche, ni de granulations.

Un mois après, cette dame m'écrivait que l'amélioration qu'elle avait commencé à éprouver à Vichy avait été en augmentant, et que « ce qui avait tardé, depuis plusieurs mois, à paraître, avait repris son cours très naturellement. » J'eus encore de ses nouvelles au mois de mai 1855; elle se plaignait « de palpitations violentes, d'échauffements avec menace de syncope, revenant par crises; celles-ci étaient annoncées par un engourdissement des membres, qui commençait souvent par le petit doigt des deux mains. Ces symptômes, accompagnés d'agitation la nuit, étaient rapportés à la suppression des règles, qui n'avaient point paru depuis trois mois. » Cet état continuait au printemps de 1856 ; mais la princesse n'accusait plus de douleur dans les reins, ni au bas-ventre.

La rétroversion avec obliquité existe ici sans engorgement ni induration aucune ; le col n'offre qu'une légère excoriation et quelques granulations rouges. Pourtant les troubles fonctionnels sont nombreux et fort pénibles ; outre la douleur de reins et la constipation opiniâtre, cette dame, très nerveuse, présente des névropathies diverses. Cet état de souffrance était encore augmenté du trouble dans la circulation, qui résultait de l'approche de la ménopause.

Dans le cours du traitement, il se forme un double bourrelet muqueux à la lèvre antérieure d'abord, puis aux deux lèvres de l'orifice à la fois, circonstance que je n'avais pas encore observée, et sans qu'il ait été fait une seule injection d'eau minérale ; il est vrai qu'aux bains de piscine, j'avais associé les douches rectales ascendantes. Il se présente en outre un phénomène insolite, la dilatation de l'orifice utérin. Chez des malades atteintes de métrite chronique, ce signe coïncide en général avec une hyperesthésie qui indique le caractère inflammatoire de l'affection ; dans le cas particulier, cette dilatation de l'orifice cervical externe semble devoir être rapportée à la même cause mécanique qui a amené successivement le soulèvement de la muqueuse de l'une et de l'autre lèvre ; il doit dépendre de l'infiltration, de cette espèce d'engorgement passif, qui se sera produit sous l'influence des douches et des bains prolongés.

Le résultat du traitement a été des plus avantageux; l'utérus s'est redressé en même temps qu'ont disparu les granulations et l'excoriation du col. Peu après la cessation de la cure, les règles, en retard depuis plusieurs mois, reparaissent. Je ferai remarquer le résultat favorable des douches ascendantes contre la constipation et les douleurs si vives qui en dépendaient.

OBSERVATION 46. — *Rétroversion sans engorgement de l'utérus, manifestée par les douleurs de reins et une irritation uréthro-vésicale. — Trente et un bains minéraux avec irrigations. — L'utérus se redresse et les douleurs de reins cessent, mais la déviation se reproduit à un moindre degré.*

Madame B..., de Cusset, vingt-sept ans, de tempérament lymphatique, brune, pâle, avec tous les attributs de la chlorose, mariée depuis deux ans, n'a eu ni couche, ni fausse couche. Sa maladie a débuté, six mois après son mariage, par des douleurs de reins, accompagnées d'envies fréquentes d'uriner et d'une constipation habituelle. L'émission de l'urine déterminait un sentiment de brûlure, et au moment où elle finissait, il se manifestait un sentiment de « traction en dedans. » Les douleurs de reins se propageaient au côté droit du ventre, jamais à gauche ; loin d'être diminuées, elles étaient exaspérées par le décubitus. La marche est restée libre. On fit prendre pendant deux mois de la tisane de bourgeons de sapin, des bains de siége et des injections émollientes. Le mal se calma, mais il reparut à trois reprises ; l'avant-dernière fois, il a duré trois semaines ; la dernière crise date de quelques jours seulement.

29 juin 1854. A l'examen de la vulve, je détermine par la pression de l'urèthre, l'issue d'un peu de liquide purulent ; la rougeur de l'orifice vaginal est modérée. Le col de l'utérus est fortement porté en avant ; en suivant la face postérieure du col, le doigt rencontre

tout le corps utérin, couché presque horizontalement, le cul-de-sac postérieur est très développé. Il est facile, en accrochant le col d'avant en arrière, de le faire basculer et de relever, sans causer de douleur, le corps de la matrice. Au spéculum, le col paraît sain. Les règles, souvent très abondantes, et le plus souvent en avance, sont toujours accompagnées de coliques. Je prescris : tisane de graine de lin pour les premiers jours ; puis eau ferrugineuse et alcaline de Cusset, avec trois bains par semaine et des irrigations dans le bain.

21 juillet. Il a été pris neuf bains avec irrigations. Le ténesme vésical, d'abord exaspéré, a disparu ; la malade se trouve mieux ; il n'y a plus de douleur que dans le côté droit ; celle des reins a cessé, ainsi que l'écoulement uréthral. La réclinaison de l'utérus est moins prononcée.

7 septembre. Madame B... a pris trente et un bains ; la douleur n'a pas cédé ; la matrice, qui s'est redressée, est presque revenue à la situation normale. Quand la malade finit d'uriner, elle sent encore comme s'il restait un peu de liquide à épancher. L'état général s'est amélioré. (Un emplâtre de poix de Bourgogne, que j'ai conseillé d'appliquer sur le côté, détermine une véritable vésication ; j'ai prescrit en outre des pilules de Vallet.)

Les pilules ferrugineuses ont été prises assez longtemps ; les symptômes de la chlorose ne sont pourtant pas entièrement éteints. Les tiraillements dans les reins comme dans le bas-ventre ont complétement disparu.

30 juillet 1855. C'est aujourd'hui seulement, et sans cause connue, que le ténesme vésical s'est reproduit. Au toucher, je trouve le col pointu, toujours un peu porté en avant, mais facile à abaisser ; il n'y a d'hyperesthésie qu'à la paroi vaginale qui longe l'urèthre, et contre laquelle le col appuie. L'irritation vésicale cède promptement à un régime émollient. Il existe toujours un peu de céphalée et de pâleur des muqueuses. (Je conseille l'usage de l'eau Lardy.)

Au bout d'un mois, il se manifeste une nouvelle irritation vésicale de peu de durée.

Le 11 septembre, jour où je vis madame B...., pour la dernière fois, son état était très satisfaisant.

C. — Rétroversion avec métrite chronique.

OBSERVATION 47. — *Rétroversion avec obliquité; métrite chronique du col et du corps, marquée par l'induration et l'hyperesthésie; développement, pendant la cure, d'une phlegmasie subaiguë, limitée à l'un des côtés du corps. — Trente bains; production répétée d'un bourrelet formé par la muqueuse du col soulevée, sous l'influence d'irrigations trop prolongées. — Redressement graduel de l'utérus et guérison définitive de tous les accidents.*

Madame ***, du Haut-Rhin, vingt-cinq ans, d'une forte constitution, d'un tempérament sanguin-nerveux, brune, est accouchée pour la première fois et heureusement il y a deux ans. Un an après, au mois de septembre 1853, à la suite d'un saut pardessus un fossé, elle eut des tremblements dans les jambes qui la forcèrent à garder le lit quinze jours; elle était à l'époque de ses règles, qui coulèrent abondamment. A partir de ce jour, elle ressentit, à l'époque menstruelle, des crampes dans le bassin.

L'hiver dernier, le mal augmenta, au point qu'à certains moments, pendant les règles surtout, elle ne pouvait faire le moindre mouvement sans éprouver des crampes, accompagnées de la sensation « d'un ruban qui traverserait le bas-ventre d'un côté à l'autre, » et d'envies très fréquentes d'uriner. A deux ou trois reprises, elle eut pendant huit jours consécutifs des douleurs extrêmement vives, qui du ventre se propageaient jusque dans l'épaule gauche, et déterminaient des crises nerveuses de deux à trois heures de durée, assez violentes pour lui arracher des cris. M. le docteur Durwell combattit ces symptômes par des bains de siége, des cataplasmes laudanisés et des injections astringentes. Le mal a paru diminuer dans ces derniers temps. Madame *** supporte bien la station et la marche ; pourtant le choc de la pointe du pied contre un pavé lui cause dans le bas-ventre une secousse douloureuse, et pendant les règles surtout, elle éprouve encore des crampes dans le bassin. Le décubitus ne fait point cesser la douleur.

Elle arrive à Vichy, le 23 juin 1854, avec l'apparence d'une santé parfaite. Au toucher, je constate que l'utérus a subi une déviation par suite de laquelle le col s'est porté de droite à gauche et d'arrière en avant ; il est induré, sans augmentation de volume ; le doigt parcourt librement dans le cul-de-sac postérieur, sur une étendue de $0^m,05$ à $0^m,06$, la face correspondante de l'utérus, tandis que le cul-de-sac antérieur est presque effacé. Au spéculum, le col n'offre aucune lésion ; seulement sa face antérieure semble tuméfiée ; elle est fortement tendue, d'un rouge sombre. Il s'échappe de l'orifice un peu de mucus sanguinolent (approche des règles). Point de leucorrhée. La pression du doigt sur la face postérieure de l'utérus a réveillé un peu de sensibilité. Constipation habituelle ; digestions parfaites ; les règles apparaissent dans la journée.

Le 27, madame *** commence les bains avec irrigations et elle boit cinq demi-verres d'eau de l'Hôpital.

3 juillet. Depuis quelques jours, elle n'avait plus éprouvé la sensation douloureuse qui se manifeste fréquemment au-dessous du coccyx. Il est survenu de la constipation, et depuis hier cette gêne s'est reproduite. En se laissant brusquement tomber assise, la malade ramenait cette sensation ; cela n'est plus arrivé depuis qu'elle prend les eaux.

7. Depuis deux ou trois jours, des douleurs se sont déclarées dans le bas-ventre et dans les reins, avec de la leucorrhée. (Au lieu d'un quart d'heure, les irrigations

ont été faites pendant tout le temps du bain ; j'ai remplacé l'eau de l'Hôpital par celle de la Grande-Grille.) Au toucher, je trouve le vagin très humide ; en outre, la lèvre antérieure du col forme une saillie molle, indolore, du volume de l'extrémité de l'index. La déviation a manifestement diminué ; le col est aujourd'hui dans la situation régulière. Au spéculum, je constate cette saillie de la lèvre antérieure, dont la muqueuse a la coloration rosée habituelle. (Je supprime les irrigations alcalines, que je remplace par des injections vinaigrées.)

10. La leucorrhée a cessé. (Reprise des irrigations dans le bain, mais moins prolongées.)

13. Au toucher, je reconnais que la saillie anormale de la lèvre antérieure a cessé ; c'est à peine si le col est encore un peu dirigé en avant ; sa consistance est normale.

17. Depuis deux jours, quand la malade se laisse tomber ou se heurte le pied, elle éprouve la sensation de pesanteur dans le fondement. Le bourrelet s'est reproduit au-devant de la lèvre antérieure, qu'il dépasse, comme un doigt de gant, de $0^m,01$; il est parfaitement souple et indolore. (Les irrigations ont encore été faites trop longtemps, durant une demi-heure ou trois quarts d'heure ; je les remplace par les injections vinaigrées.)

20. Le bourrelet a diminué ; le col est normal, mais on sent, dans le cul-de-sac latéral droit, une tumeur, dure et sensible, qui, d'après sa forme, semble constituée par le corps de l'utérus. Quant à la malade, elle dit ne « s'être jamais mieux portée. »

24. Les règles ont paru depuis deux jours, peu abondantes comme de coutume. La menstruation s'accomplit cette fois sans douleur.

27. Un petit bourrelet formé par la muqueuse fait saillie au fond du cul-de-sac antérieur. En portant le doigt très haut, en arrière et un peu à droite, on sent la saillie dure et douloureuse au toucher, que j'ai précédemment

notée (corps de l'utérus); la plus légère pression sur la région iliaque droite suffit pour l'amener dans l'axe médian. Au spéculum, le col qui s'engage dans l'ouverture de l'instrument par un léger mouvement de gauche à droite, paraît parfaitement sain ; il n'existe plus de leucorrhée. Les rapports conjugaux, douloureux dans les premiers temps du mariage, l'ont toujours été depuis la couche, et le sont encore aujourd'hui. Madame *** a pris trente bains et quitte Vichy.

Cinq mois après, j'appris que la malade allait de mieux en mieux ; « la sensation de pesanteur sur le fondement, qui se faisait sentir entre les époques menstruelles, n'a duré le dernier mois que trois jours. »

Le 2 janvier 1855, je revis cette dame ; son état général était des plus satisfaisants ; la marche facile, sans fatigue. Par moments, elle sent comme une petite poche qui se reproduit en avant du col. Au toucher, je constate en effet comme une ampoule, un soulèvement facile à déprimer, entièrement indolore, à la partie moyenne et un peu supérieure de la lèvre antérieure. Il existe toujours un peu de sensibilité dans l'angle droit du cul-de-sac utéro-vaginal postérieur. Au spéculum, je distingue, guidé par le souvenir du toucher, une petite élevure sur la lèvre antérieure, où la muqueuse est un peu plus pâle qu'à l'entour.

Une grossesse se déclara au mois d'avril, la délivrance se fit heureusement, mais l'enfant mourut au bout de trois semaines. « Malgré ces tristes émotions, m'écrivait » madame ***, je me suis bien remise, ma santé est très » bonne. »

Cette observation montre d'abord combien peut être prompte l'action de la médication alcaline contre l'élément congestif, puisque dès le dixième jour du traitement l'induration du col s'était dissipée, et déjà aussi la déviation avait manifestement diminué. La saillie molle, formant comme un appendice à la lèvre antérieure et constituée par la muqueuse soulevée, a présenté, dans ce cas, une persistance que je n'ai jamais rencontrée; cela paraît dépendre de ce que cette dame, qui se servait pour ses irrigations d'un appareil plus actif que le cylindre ordinaire, les prolongeait outre mesure.

Lorsque déjà l'utérus semblait s'être redressé, que le col avait repris sa consistance et sa situation normales, je trouvai dans le cul-de-sac postérieur, du côté droit, une tumeur dure, sensible. L'idée d'un phlegmon péri-utérin pouvait se présenter; mais la tumeur était si nettement limitée, surtout en dehors, elle se confondait si bien avec le corps de la matrice, que je dus la considérer comme principalement produite par l'organe lui-même; l'infiltration de la faible couche de tissu cellulaire qui l'entoure participait sans doute à la formation de cette saillie.

OBSERVATION 48. — *Abaissement et obliquité de l'utérus avec induration et excoriations du col. — Après une saison de Vichy, tous ces symptômes disparaissent.*

Madame P..., de Lyon, vingt-trois ans, de tempérament lymphatique, me fut adressée par M. le docteur Richard, de Nancy, pour « un engorgement de matrice qui avait été l'occasion de plusieurs avortements. » Mariée depuis trois ans, cette dame avait eu successivement deux fausses couches, l'une à six mois et demi, et l'autre à cinq mois, peut-être même une troisième. Depuis l'hiver dernier elle souffrait, pendant la marche surtout, des reins et du bas-ventre; quand elle se couchait, la douleur cessait aussitôt; assise, elle la ressentait bien moins. La maladie s'était déjà améliorée à la suite du traitement qui avait consisté en bains de siége et lave-

12

ments froids, avec des préparations ferrugineuses à l'intérieur.

Le 13 août 1854, je constate l'état suivant : Le col de l'utérus se trouve à gauche, largement fendu; les lèvres du museau de tanche sont minces, dures, mais insensibles. Le corps se sent faiblement du côté droit. Il n'existe pas de leucorrhée en ce moment. Au spéculum, je vois l'orifice bordé, surtout pour la lèvre supérieure, d'une rougeur uniforme, sans inégalités appréciables. (Bains de piscine; eau Lardy.)

Les premiers bains fatiguent un peu la malade, elle y reste deux heures; après le douzième, elle dit souffrir moins, être moins fatiguée par la marche.

Le 7 septembre, elle a pris vingt-deux bains; les règles sont venues du 1er au 3, trois ou quatre jours plus tôt que l'avance ordinaire. Je trouve aujourd'hui le col dans la situation régulière; l'obliquité a, pour ainsi dire, complétement disparu. Les lèvres de l'orifice, toujours un peu large, ont la consistance normale, et sont même plutôt un peu molles. Toute la bordure rouge de la lèvre supérieure a disparu, si ce n'est à la commissure gauche, où il reste un petit point comme excorié, et un autre au milieu de la face antérieure du col; au toucher, j'avais senti, près de la commissure, un point dur comme un petit grain de semoule. Les douleurs, pendant la marche, ont à peu près complétement cessé; quand elles se font sentir, elles sont légères et ne durent pas. Le teint s'est animé, les joues sont pleines; mais, depuis quelques jours, madame P... a encore souffert de gastralgie. Elle quitte Vichy.

Ici encore la métrite chronique n'est pas douteuse; elle est suffisamment indiquée par l'induration des lèvres de l'orifice largement fendu. Le résultat immédiat du traitement a été favorable; la matrice s'est complétement redressée.

OBSERVATION 49. — *Abaissement avec rétroversion et obliquité de l'utérus, légère induration du col.* — *Dès le douzième bain, l'engorgement a cédé, la matrice s'est relevée, et les douleurs ont presque entièrement disparu.*

Madame W..., créole, trente-deux ans, habitant Paris, d'une constitution un peu débilitée, très nerveuse, veuve, quoique toujours bien réglée, n'a jamais eu d'enfant. Elle arrive à Vichy, le 14 août 1856, d'après le conseil de M. Richet, pour une gastralgie liée à de la dyspepsie; elle accuse, en outre, une douleur dans le côté gauche du bas-ventre, qui, par moments, acquiert une grande intensité, et qui est calmée par le repos. Au toucher, je trouve la matrice abaissée et couchée obliquement dans le petit bassin, le col en avant et à droite, sans tuméfaction, mais un peu dur, le fond en arrière et à gauche; la sensibilité en est normale.

Le 2 septembre, madame W... a pris douze bains avec irrigations, et bu journellement trois verres d'eau à la Grande-Grille et autant au puits Lardy. La matrice, toujours basse, s'est redressée; elle est revenue sensiblement au degré de consistance ordinaire. Le teint, qui était jaune, s'est éclairci; les digestions se font mieux.

Le 8, l'amélioration a continué; la malade déclare qu'elle n'éprouve presque plus son ancienne douleur de côté; elle « sent qu'il s'est opéré un redressement; » l'utérus est, en effet, dans l'axe médian. Elle quitte Vichy le 11, après avoir pris son vingt-unième bain, et se trouvant dans un état de santé très satisfaisant.

OBSERVATION 50. — *Abaissement avec rétroversion; induration avec hyperesthésie du corps de l'utérus.* — *Amélioration.*

Madame L..., de Paris, trente-trois ans, très nerveuse, de constitution débilitée, mariée depuis dix ans, toujours bien réglée, n'a jamais eu d'enfant. Elle a contracté en

Algérie des fièvres d'accès, qui ont amené un engorgement du foie et de la rate. Cette dame a éprouvé depuis longtemps, même antérieurement à son mariage, une sensation douloureuse dans le bas-ventre et dans les reins, qui est toujours ramenée par la menstruation et par une marche prolongée. Venue à Vichy le 29 mai 1856, elle n'offre plus de tuméfaction appréciable de la rate ou du foie ; mais au toucher je trouve le col de l'utérus à 0^m,05 de l'orifice, et porté en avant, de telle sorte que le doigt glisse le long de la face postérieure du corps. Celui-ci n'est pas augmenté de volume, mais induré et sensible, particulièrement à la face postérieure et à sa partie supérieure. (La douleur causée par le toucher persiste toute la journée.) Le spéculum ne montre aucune lésion du col dont l'orifice est très étroit ; le bourrelet qui existe sous l'orifice uréthral est légèrement excorié. (Bains tiers minéraux, avec irrigations ; trois verres d'eau de la Grande-Grille.)

Les irrigations paraissent déterminer chez cette dame extrêmement impressionnable une excitation locale.

Le 8 juin, l'excoriation du méat urinaire est cicatrisée ; mais il s'est déclaré un peu de leucorrhée qui n'existait pas.

Le 16, la douleur dans les reins a diminué.

Le 28, après vingt-six bains, la leucorrhée a cessé, et les douleurs, soit dans les lombes, soit dans les deux hypochondres, sont moins prononcées. Je trouve le col à la même hauteur, assez mince et souple ; le corps évidemment moins dur, indolore à la pression, si ce n'est à la face postérieure du fond de l'organe. L'état général est des plus satisfaisants.

Dans ce cas, la déviation était-elle congénitale ? Ce qui tendrait à le faire croire, c'est la préexistence des douleurs lombaires à l'époque du mariage. L'amélioration obtenue à la fin de la cure était bien manifeste ;

a-t-elle été en augmentant et a-t-elle, comme dans l'observation 43, abouti à la guérison? Je regrette d'être privé de renseignements à ce sujet.

Rapprochons les huit observations de rétroversion que je viens de rapporter, et voyons quels sont les caractères qu'elles présentent en commun, et par quels autres elles diffèrent.

Outre la rétroversion, nous trouvons, dans cinq cas, une obliquité de l'utérus (dont le corps était incliné deux fois à droite, trois fois à gauche). Cette fréquence de l'obliquité, bien plus grande dans la rétroversion que dans l'antéversion, me paraît dépendre de ce que la concavité du sacrum, vers laquelle penche le fond de l'utérus, offre à cet organe un support nécessairement moins fixe que la partie antérieure du bassin. En arrière, le corps de l'utérus doit presque nécessairement glisser sur l'un ou sur l'autre côté du rectum, souvent distendu par une accumulation de matières fécales; la matrice, qui se place obliquement en travers, n'en oppose pas moins un obstacle à leur sortie; aussi, la constipation est-elle habituelle chez ces malades. L'abaissement non pas seulement du corps de l'utérus, mais de l'organe tout entier, se rencontre aussi bien plus fréquemment dans ce genre de déviation que dans le précédent; nous l'avons noté dans six cas; trois fois il coïncidait avec l'obliquité.

Deux de ces malades ont présenté une tuméfaction avec consistance normale ou molle du col; chez quatre, il y avait une induration, liée chez trois d'entre elles à d'autres signes de la métrite chronique: dans l'observation 47, nous avons vu en effet une rougeur sombre avec l'hyperesthésie du col; dans la suivante, l'élargissement de l'orifice dont les lèvres présentaient de la rougeur et de la rigidité ; chez la dernière, enfin, j'ai constaté, outre l'induration, une hyperesthésie assez vive du corps utérin. Deux malades (Obs. 45 et 46) ne présentaient aucune espèce d'engorgement ; mais le déplacement était compliqué, chez la première, d'excoriations et de granulations du col.

Par quels signes rationnels se traduisaient ces états morbides ? Six fois, il existait une douleur lombaire ; trois fois, il s'y joignait une douleur hypogastrique ; dans les autres cas, c'est dans les cuisses, dans les aines, dans tout le bassin ou bien dans le fondement que la souffrance se faisait particulièrement ressentir. Dans l'observation 49, où le fond de l'utérus penchait en arrière et à gauche, la douleur existait dans ce côté exclusivement ; mais dans quatre cas (Obs. 43, 45, 47 et 48), à l'obliquité ne correspondait pas l'existence de souffrances dans un seul côté ; et réciproquement, dans l'observation 46, où il n'y avait point d'obliquité, la douleur occupait un côté exclusivement. J'ai fait des remarques semblables dans plusieurs cas d'antéversion. Chez deux malades seulement, j'ai noté l'existence de fréquentes envies d'uriner, et chez quatre une constipation opiniâtre. Quelle a été l'influence du décubitus horizontal sur ces douleurs ? Dans trois cas, elles étaient soulagées par cette position, qui les faisait même cesser entièrement chez une dame présentant des signes manifestes de métrite chonique ; chez la quarante-septième malade, atteinte aussi d'une métrite, le décubitus était sans influence ; chez la quarante-sixième, il exaspérait les souffrances. Comme symptômes particuliers, nous trouvons : dans un cas, la coïncidence de gravelle urique, avec urines purulentes ; dans un autre, une vive irritation vésico-uréthrale, dont nous avons déjà vu un exemple chez une dame atteinte de métrite chronique avec antéversion (Voy. Obs. 32). Chez deux malades, les douleurs habituelles étaient compliquées de crises nerveuses, liées, chez l'une d'elles, à une violente gastralgie.

La *stérilité* a été présentée par quatre malades sur huit : ces femmes, âgées de 27, 32, 33 et 36 ans, mariées depuis un certain nombre d'années, toutes bien réglées, n'ont jamais conçu. L'une, après un an de mariage, avait eu, dit-elle, une inflammation de bas-ventre, depuis laquelle elle n'avait cessé de souffrir dans les reins et dans les aines. Une autre a commencé, six mois après son mariage, à souffrir des reins et du côté droit ; c'est la malade chez qui s'est déclarée une vive irritation vésico-uréthrale. Chez une troisième, il avait existé, antérieurement aux premiers rapprochements, une sensation douloureuse dans le bas-ventre et dans les reins, laquelle avait toujours été ramenée par la menstruation et par une marche prolongée. J'ai été conduit à penser que chez ces deux dernières malades, chez toutes trois peut-être, il avait existé une prédisposition congénitale à ce genre de déviation de l'utérus. Chez l'une, la phlegmasie qui était survenue, chez les deux autres les rapports conjugaux, avaient sans doute augmenté peu à peu ce déplacement, qui s'était compliqué, dans l'observation 50, d'une métrite, caractérisée par l'hyperesthésie du corps de l'utérus induré. Cette phlegmasie chronique existait aussi, à un faible degré, chez une dernière malade.

On a vu, à l'observation 44, que j'avais pratiqué le cathétérisme utérin, et que la sonde avait été arrêtée à 0^m,04 de profondeur. On doit supposer que l'instrument n'avait point pénétré jusqu'au fond de l'utérus: car sur une matrice vierge, d'après les mesures de Meckel, la cavité utérine doit avoir, depuis l'orifice externe, 0^m,05 au moins de profondeur. Il existait donc quelque obstacle qui arrêtait la sonde, ou bien il faudrait admettre un engorgement des parois et surtout du fond de l'utérus. Dans le cas particulier, l'organe entier était petit; s'il n'y avait point de valvule qui obstruât le canal, il devait donc exister un engorgement concentrique. Nous verrons plus loin quel effet a produit la cure de Vichy dans un cas semblable. Quoi qu'il en soit, nous verrons aussi, par le dépouillement de tous les cas de stérilité que j'ai observés à Vichy, que ce vice se rencontre particulièrement chez les femmes atteintes de rétroversion.

Quel a été chez ces malades le résultat du traitement? Sur huit cas, quatre fois il y a eu guérison entière, deux fois guérison presque complète des souffrances, et deux fois, enfin, soulagement. Sur les six cas d'engorgement, il y a eu cinq fois guérison, une fois diminution ; enfin, la déviation a été guérie cinq fois, elle a diminué une fois et persisté deux. Ce qui rend ce résultat plus significatif, c'est que, comme je l'ai indiqué, de ces huit malades, quatre étaient atteintes d'une métrite chronique, qui a présenté une fois un retour momentané à l'état subaigu: or, cette malade a été guérie complétement; chez deux autres, les douleurs avaient presque entièrement disparu à la fin de la cure ; chez la dernière, il y a eu simplement de l'amélioration. Si l'on compare ces effets à ceux que nous avons notés pour les métrites avec antéversion, on doit remarquer que l'avantage semblerait être pour les cas de rétroversion.

Nous avons aussi obtenu la guérison des souffrances chez deux femmes qui ne présentaient absolument aucun engorgement, aucune induration appréciable de l'utérus rétroversé. Déjà un sujet de la première série chez lequel il n'existait pas d'engorgement au moment de mon examen, avait guéri, et l'utérus antéversé avait repris sa position normale à la fin de la cure. Des deux malades atteintes de rétroversion, l'une guérit complétement, malgré les complications qu'elle présentait : excoriations et granulations du col (auxquelles nous n'opposâmes aucun traitement local), disposition hémorrhoïdale, aménorrhée; peu après la cure de Vichy les règles ont aussi reparu. Chez la seconde, il y avait rétroversion complète; l'utérus était horizontalement couché dans le petit bassin ; il se redressa momentanément, mais la déviation se reproduisit à un moindre degré.

Un léger accident du traitement a consisté en un soulèvement œdémateux qui s'est développé momentanément sur le col utérin ou dans l'un des culs-de-sac qui l'avoisinent. Ce phénomène, que nous avons déjà rencontré chez quelques sujets de la série précédente, s'est présenté chez deux malades, dont une avait fait usage de bains de piscine et l'autre de bains avec irrigations prolongées outre mesure. Dans l'observation 45, il s'est formé un bourrelet muqueux d'abord à la lèvre antérieure, puis aux deux lèvres de l'orifice utérin à la fois; ainsi distendu par le fait du soulèvement de la muqueuse, l'orifice s'est dilaté, sans qu'il y eût ici aucun caractère inflammatoire. Chez la seconde malade (Obs. 48), le bourrelet se produisit à deux reprises, à la lèvre antérieure, et lorsqu'il se fut dissipé, grâce à la seule suppression des irrigations, il se fit encore un petit soulèvement pareil de la muqueuse du cul-de-sac antérieur. Chez cette dame, qui avait fort abusé des irrigations alcalines, cette petite ampoule fut longue à disparaître ; ordinairement, le bourrelet se résout au bout de peu de jours, et sans laisser de trace ; il est en tout cas entièrement indolore, et la malade n'en a nulle conscience (1).

Il faut se féliciter d'autant plus des heureux résultats que le traitement de Vichy a donnés dans la rétroversion, que la thérapeutique est plus désarmée ou du moins qu'elle dispose de moyens moins certains et d'une application moins facile dans ce genre de déplacement.

CHAPITRE IV.

DES AFFECTIONS CHRONIQUES AVEC INFLEXION DE L'UTÉRUS.

De même que le corps de la matrice peut s'incliner en avant, en arrière, de côté, ce qui constitue l'antéversion, la rétroversion, les obliquités, il peut se fléchir sur le col et produire ainsi l'antéflexion, la rétroflexion, les latéroflexions. Le col, à son tour, peut se fléchir sur le corps, qui reste ou non dans sa direction normale,

(1) Il n'est guère fait mention, par les auteurs, de l'œdème du col. Dans son *Traité théorique et pratique sur les altérations organiques de la matrice*, M. Duparcque dit, page 92, que cette altération se rencontre souvent à la suite de couches, résultat probable de violences subies pendant le travail ; « hors cette circonstance déterminante, l'œdème du museau de tanche doit être très rare ; car, malgré le grand nombre d'engorgements que j'ai observés, je n'ai eu l'occasion de voir celui-ci qu'*une seule fois*. » Suit une observation où cette lésion, liée à des altérations graves des voies digestives, présentait une extrême intensité ; la malade mourut.

d'où résulte la rétroflexion du col sur laquelle il me semble que les pathologistes, à l'exception de M. Bennet, n'ont pas suffisamment insisté. Je l'ai observée un assez grand nombre de fois à Vichy, soit comme complication de l'antéversion ou de l'antéflexion, soit comme déviation unique, puisque je l'ai notée onze fois sur soixante-six (soit une fois sur six). Les déviations de l'utérus, par rapport à son axe, peuvent donc se combiner entre elles et se combiner aussi avec des déplacements par rapport à l'axe du bassin. On en verra un exemple remarquable dans le premier des faits que je vais citer.

M. Jobert de Lamballe (1) a toujours rencontré dans les déviations congénitales, soit que la courbure fût brusque ou étendue, un état atrophique dans le sens de la courbure, tandis que la paroi opposée n'offrait rien de remarquable dans sa conformation. M. Cazeaux a rendu compte également à l'Académie de médecine (2) de l'examen qu'il a fait d'un certain nombre de matrices infléchies, et toutes lui ont présenté une des dispositions suivantes, au niveau de l'angle d'inflexion : ou le tissu utérin était sur ce point *excessivement ramolli*, et on pouvait, à l'aide d'une légère pression, rendre à l'organe la direction normale (mais aussitôt qu'on cessait de maintenir le fond de la matrice, il retombait par son propre poids, et la difformité reparaissait); ou bien, au niveau de ce même angle d'inflexion, le tissu offrait une résistance et une dureté très grandes, à ce point que, saisissant d'une main le col, et de l'autre le corps, il fallait déployer une force réelle

(1) Voyez *Bullet. de l'Acad. de méd.*, séance du 16 octobre 1849.
(2) Voyez *Bullet. de l'Acad. de méd.*, du 27 juin 1854.

et déchirer les tissus pour en opérer le redressement. Scanzoni (1) a trouvé aussi le ramollissement partiel d'une paroi utérine, et surtout de celle du côté de laquelle se fait l'inflexion ; la transformation graisseuse en est la conséquence. Il explique l'état béant de l'orifice cervical externe, qui peut coïncider avec l'anté- ou la rétroflexion, par le tiraillement qu'exerce sur une paroi la flexion de l'autre.

Quant aux causes de ces déviations, on en a indiqué de plusieurs ordres. Ces inflexions sont congénitales, ou accidentelles. Les recherches de MM. Boulard, Follin, Verneuil, ont eu pour but d'établir que l'antéflexion était une disposition normale chez le fœtus et le très jeune enfant (2). A mesure que la femme avance en âge, cette courbure tendrait à disparaître. Néanmoins, sur quarante-huit femmes adultes qui n'avaient jamais eu de grossesse, M. Gosselin (3) a encore trouvé vingt-sept fois l'utérus antéfléchi ; il est vrai que, dans onze de ces cas, la déviation était très faible. Cette disposition, qui semblerait n'être qu'une persistance anormale de l'état primitif (4), s'effacerait

---

(1) *Lehrbuch der Krankh. der Weib.*, Wien., 1857, p. 72-74.

(2) D'un relevé de 111 autopsies pratiquées par M. Boulard sur 61 fœtus à terme, 4 avant terme, 19 jeunes filles et 27 femmes adultes n'*ayant jamais eu d'enfant*, il résulte que l'antéversion a été rencontrée 98 fois.

(3) Note lue le 22 mars 1854, à la Société de chirurgie.

(4) Le fait n'est pas encore admis par tous les accoucheurs. M. Depaul a objecté que les flexions rencontrées dans les autopsies devaient être envisagées comme des effets purement cadavériques. Le professeur Stoltz partage cette manière de voir ; il ne croit pas que les légères courbures trouvées dans certains cas méritent le nom d'antéflexions ; ayant pratiqué lui-même un grand nombre d'autopsies de fœtus et de petites filles, il n'a pas trouvé habituellement cette déviation.

ordinairement sous l'influence d'une grossesse, puisque sur soixante-six malades, dont onze seulement étaient vierges d'enfants, je n'ai rencontré que cinq cas manifestes d'antéflexion.

En dehors de ces causes d'un arrêt originel de développement, ou de persistance d'une antéflexion congénitale, on a invoqué pour expliquer ces déviations, un retrait inégal après l'accouchement (1), un dépôt morbide opéré pendant la grossesse, sur une partie de l'utérus, des adhérences suites de couches plus ou moins difficiles, soit du corps, soit du col avec les organes voisins. Je citerai un fait où la rétroflexion du col semblait dépendre d'une bride qui liait celui-ci à la portion correspondante du vagin. Dans un autre cas (Obs. 62), la rétroflexion du col, jointe à une métrite subaiguë évidente chez une femme qui n'avait jamais eu d'enfant, a paru être la conséquence des premiers rapprochements sexuels, opérés dans des conditions défavorables.

Des recherches anatomiques exposées plus haut, il résulte que le ramollissement partiel au niveau de l'angle d'inflexion, doit être une condition fréquente de la production de ce genre de déviation. Or, le ramollissement et surtout l'induration qui se rencontrent dans ce cas, ne sont-ils pas le résultat habituel des différents degrés

(1) Voyez *Cursus der Geburtshilfe*, Detroit, t. II, p. 1035-1038. Le savant professeur d'accouchements de la Faculté de Strasbourg pense que les inflexions se produisent, surtout après une couche, par le mécanisme suivant : lorsque le col de l'utérus est redescendu dans le petit bassin, il y est plus ou moins solidement fixé par les organes entre lesquels il se loge ; mais le corps de la matrice ne peut encore y être reçu ; son tissu étant plus ou moins souple, une pression quelconque venant à s'exercer sur lui, le courbe au niveau du détroit supérieur, et cette flexion persiste après la période puerpérale.

de la métrite, si commune, ainsi que nous l'avons montré, à la suite de couches laborieuses? Le ramollissement que nous avons vu siéger avec ou sans engorgement, au museau de tanche, au lieu d'occuper l'extrémité inférieure du col, se trouve fixé à sa partie supérieure ; c'est le même phénomène, avec une déviation qui en est la conséquence naturelle. On conçoit que, dans cette condition, la plus faible pression exercée sur le corps utérin suffise pour le courber. On conçoit aussi que cette courbure entraîne, à la longue, des altérations de tissu par la compression inégale des vaisseaux ; de là des stases sanguines, une augmentation de sécrétion plastique, de là enfin l'engorgement, qui peut être cause ou effet de la déviation.

Les médecins sont loin de s'entendre sur la valeur qu'il convient d'attribuer aux inflexions de l'utérus. M. Velpeau, qui a surtout attiré l'attention sur elles, leur accorde une grande importance comme cause productrice des symptômes morbides dont elles s'accompagnent. Pour M. P. Dubois, les flexions sont des anomalies toujours inoffensives ; le savant accoucheur pense, avec Lisfranc, qu'elles n'ont d'autres conséquences fâcheuses que celles qu'elles tiennent des complications, et notamment des inflammations qui coexistent avec elles. Cette opinion est partagée par M. Bennet, et par M. Depaul, qui conclut, dans son rapport sur le redresseur utérin, qu'on a beaucoup exagéré l'influence de ces déviations sur la santé des femmes. Il rappelle en effet que sur les vingt-sept femmes que M. Gosselin a trouvées atteintes d'antéflexion, aucune ne souffrait. Suivant M. Cazeaux, ce seraient les inflexions congénitales qui, soules, seraient innocentes.

Quant aux signes rationnels qu'on a donnés comme particuliers à ces déviations, je dirai seulement qu'ils ne leur appartiennent pas plus en propre qu'à toute autre altération de la matrice : c'est le toucher seul qui peut fixer à cet égard. J'ai exposé antérieurement que dans quelques cas de déviation, où le col seul peut être atteint et où le corps est hors de la portée du doigt, l'anté- ou la rétroflexion légère du corps de l'utérus pourrait passer inaperçue; dans ces cas, c'est à l'aide du cathétérisme utérin qu'on lèverait tous les doutes. Lorsque la courbure du corps est suffisamment prononcée, on sent, au-dessus du col, soit en avant, soit en arrière, une tumeur arrondie nettement arrêtée, en général insensible à la pression et formée par le corps de l'utérus infléchi; une sorte de sillon, de concavité, existe entre cette tumeur et le col qui se font suite. Les phlegmons développés dans le tissu cellulaire environnant forment aussi une tumeur dure, mais en général sensible ou douloureuse au toucher, et qui, partant du corps, se prolonge en dehors et en haut, au delà des limites de l'exploration. On ne pourra donc point les confondre avec les inflexions (1).

(1) Quant aux engorgements du corps de l'utérus, ils se distinguent également des inflexions par des signes positifs. La palpation hypogastrique ne suffit pas. Le ballottement de l'utérus entre la main appliquée sur l'hypogastre et le doigt de l'autre main pressant sur le col, est impraticable dans la plupart des cas, lorsqu'on cherche à l'exercer, dans l'état de vacuité de l'utérus, sur une femme dont la paroi abdominale est résistante ou épaissie. On a dit aussi qu'à l'engorgement du corps se trouvait joint le plus souvent celui du col, facile à reconnaître; cela existe en effet dans quelques cas, mais pas toujours; et d'ailleurs la connaissance d'un engorgement concomitant du col n'est pas encore un argument contre l'existence d'une inflexion. S'il y a flexion prononcée du corps engorgé ou non, la tumeur formée par lui sera séparée, comme je l'ai dit, du col, par un sillon, par une con-

Quelles ressources l'art possède-t-il à opposer aux inflexions de l'utérus? Selon M. Huguier, elles sont difficiles à guérir ; selon M. P. Dubois, elles ne guérissent pas ; le redresseur utérin n'a, d'après lui, jamais redressé aucune matrice infléchie. Quand M. Malgaigne eut cité *un* cas de guérison de déviation, M. Velpeau, d'accord sur ce point avec M. Dubois, nia que cela fût possible. Pour madame Boivin et Dugès, la grossesse guérit ces inflexions radicalement ou seulement d'une manière passagère ; on voit quelquefois, en effet, la matrice reprendre, après la délivrance, la forme vicieuse qu'elle présentait avant la conception. Ces auteurs conseillaient (1) « l'emploi des stimulants, des fortifiants, appliqués vers l'origine des cordons qui fixent l'utérus ; telles seraient des douches sur les aines, dans le vagin ou dans le rectum. » Cette prescription ne s'applique-t-elle pas aux irrigations alcalines? Les douches ascendantes, les bains alcalins, les eaux minérales ont été conseillés par divers médecins (2).

Ces affections présentant souvent comme expression anatomique un état de ramollissement d'une portion de l'utérus, le traitement de Vichy y est applicable pour la même raison qui nous l'a fait employer lorsque cette altération se trouvait liée à un simple déplacement de la matrice. Un assez grand nombre de faits cités plus haut a montré que le ramollissement avait cédé à une cure alcaline, après laquelle les tissus avaient repris leur consistance normale. C'est un effet semblable que nous

cavité toujours reconnaissable ; cette tumeur et le col ne seront pas situés sur un même plan. Le cathétérisme utérin lèverait les doutes dans les cas rares où ces signes ne seraient pas assez tranchés.
(1) Voyez *Traité pratique des maladies de l'utérus*, t. I, p. 202.
(2) Detroit, l. c., t. II, p. 1043.

avons attendu et obtenu de cette médication dans les cas d'inflexion utérine, lorsque l'application en était indiquée; le redressement de la matrice a suivi le retour des tissus à leur consistance normale.

Sans doute, il n'est pas possible de reconnaître ici d'une manière positive par le toucher quel est le degré de consistance de la partie supérieure du col, au niveau de l'angle d'inflexion. L'état de mollesse des lèvres du museau de tanche n'indique pas nécessairement, qu'au point de réunion du col et du corps, il existe un état semblable. Il y a plus : nous avons vu que dans quelques cas, l'état de ramollissement du col est l'expression d'une certaine forme de métrite chronique. Dans ces cas, la médication de Vichy a échoué pour les inflexions comme pour les déplacements utérins. L'insuccès a été aussi manifeste lorsqu'il existait une induration symptomatique de la phlegmasie. Dans le cas contraire, les observations qui suivent vont montrer l'efficacité de ce traitement.

QUATRIÈME SÉRIE.

ANTÉFLEXIONS ET RÉTROFLEXIONS DU CORPS OU DU COL DE L'UTÉRUS.

OBSERVATION 51. — *Antéflexion avec obliquité et engorgement de la matrice. — Léger degré de rétroflexion du col. — Phlegmon péri-utérin. — Après vingt bains avec irrigations, la résolution est complète; les douleurs, qui dataient de cinq ans et demi, ont entièrement disparu, et le corps de l'utérus s'est redressé.*

Madame T..., vingt-neuf ans, blonde, de santé toujours délicate, de tempérament lymphatique, a eu deux couches; après la première, elle s'était bien portée; il y à cinq ans et demi elle fit une fausse couche (de six semaines); depuis cette époque, elle a toujours été souffrante; la seconde couche n'a changé en rien son état. Elle souffre des reins et du côté gauche du ventre; elle ne peut faire une course un peu longue, ni soulever un poids sans que ces douleurs se réveillent; elle a des fleurs blanches. On lui a cautérisé trois fois le col avec le nitrate acide de mercure. A la suite de deux grands voyages, la malade est aujourd'hui plus fatiguée que jamais. Elle arrive à Vichy le 19 août 1855.

Elle a le teint et les lèvres pâles; elle éprouve de la gastralgie, a peu d'appétit et ne supporte que peu d'aliments. Elle tousse fréquemment; à la percussion du sommet des deux poumons, je trouve une égale sonorité, mais le bruit respiratoire est faible; les bruits du cœur se transmettent au sommet des deux côtés; (disposition tuberculeuse; les préparations ferrugineuses ont toujours irrité la malade). Au toucher, je trouve le col de l'utérus à la hauteur normale, gros et mou, et porté un peu à droite; le corps se sent en avant, lourd et légèrement incliné du côté gauche où le toucher est plus sensible. Avec le spéculum, il est très difficile d'embrasser le col; c'est sa face antérieure qui se présente; pourtant, en faisant basculer l'instrument, on découvre l'orifice large, couvert de mucosités, sans lésion apparente. (Je prescris les bains avec irrigations, deux verres d'eau du puits Chomel et deux demi-verres d'eau Lardy.)

Les règles paraissent le 3 et durent jusqu'au 7, abondantes et accompagnées de douleurs, comme de coutume.

8 septembre. La malade a pris quatorze bains; elle souffre moins du côté et des reins. Au toucher, je trouve le col dans l'axe normal, toujours un peu gros et mou; le corps utérin ne se sent plus en avant; mais en portant le doigt en haut et à gauche, on rencontre une

corne dure et un peu sensible, qui se détache du corps de la matrice (phlegmon péri-utérin).

14. Madame T... a pris son vingtième bain avec irrigation ; elle souffre depuis quelques jours de l'estomac et ne supporte que très peu d'aliments. Mais « le côté va bien » me dit-elle ; aujourd'hui, la marche, même prolongée, est facile. Le col est à la hauteur normale et dans l'axe, offrant toujours un peu de rétroflexion ; il est mou, sans tuméfaction appréciable. Le corps ne se sent plus en avant, non plus que la corne dure, perçue du côté gauche, où il ne reste qu'une légère sensibilité. La malade, qui ne pouvait faire un pas sans la ceinture hypogastrique, l'a complétement abandonnée depuis qu'elle suit la cure thermale.

Six mois après son départ de Vichy, cette dame, à qui j'avais écrit pour m'enquérir de l'état de sa santé, me répondait, en date du 10 mars 1856 :

«...Le traitement que j'ai suivi a eu le meilleur effet. J'ai définitivement quitté la ceinture que je portais depuis trois ans ; je ne sens plus de douleur dans le côté ; moi qui ne pouvais presque pas marcher, je fais chaque jour, et sans fatigue, une promenade de cinq à six kilomètres. Cependant, les douleurs de poitrine sont les mêmes ; le parler me fatigue le plus... Je me trouve bien de l'huile de foie de morue. »

Quelques mois plus tard, nouvelle grossesse. L'état de madame T... était aussi satisfaisant que possible.

L'antéflexion, évidente au toucher, était compliquée ici d'un certain degré de rétroflexion du col ; en effet, celui-ci se trouve à la hauteur normale, mais le plan de l'orifice est dirigé en arrière ; il y a donc double flexion de l'utérus par rapport à son axe longititudinal, du corps en avant et du col en arrière, et de plus, obliquité de cetorga ne par rapport à l'axe du bassin.

Dès la première exploration, j'avais reconnu en outre une sensibilité plus grande au toucher du côté gauche de la matrice. Lorsqu'au bout de trois semaines, le dégorgement partiel, et par suite le redressement du corps utérin, me permit de mieux apprécier l'état des parties, je sentis nettement une tuméfaction circonscrite qui se détachait du côté gauche de l'utérus et qui présentait le caractère d'un phlegmon péri-utérin.

Après quatorze bains, les douleurs si anciennes avaient diminué, l'utérus s'était redressé, et peu de jours après, je constatai la résolution de tout l'engorgement du col et du corps, et du tissu cellulaire péri-utérin.

Observation 52. — *Antéflexion très prononcée, avec engorgement de l'utérus, produisant de fréquents accès de névralgie lombaire et hypogastrique. — Amélioration à la suite de cautérisations répétées du col. — Guérison complète des douleurs, de l'engorgement et de la déviation par une cure de Vichy.*

Madame X..., âgée de trente-deux ans, d'une bonne constitution, de tempérament nerveux, arrive à Vichy le 1ᵉʳ juillet 1856. Cette dame a commencé à souffrir, il y a six ans, à la suite d'une couche ; c'est surtout depuis deux ans, à la suite de sa troisième couche, que sa maladie a fait des progrès. Je vais transcrire en partie la note très circonstanciée qu'a bien voulu m'adresser M. le docteur Lesachey :

« Madame X... a eu trois grossesses et des accouchements très heureux ; pourtant le repos au lit n'a pas été gardé assez longtemps pendant les couches. Quelque temps après, on a constaté un abaissement de l'utérus. Depuis cette époque, madame X... a souvent éprouvé dans les reins des malaises, de la fatigue. Après la troisième grossesse, des symptômes plus graves se sont déclarés. La malade en attribue la cause à un mouvement brusque de la jambe droite, portée à une certaine hauteur : étant très effrayée dans le moment, elle ne ressentit guère de douleur et continua sa marche ; le lendemain, de vives souffrances se firent sentir dans les reins, les aines, la région hypogastrique, et l'obligèrent à garder le lit. En peu de jours, ces douleurs se calmèrent, mais elles se reproduisirent ensuite par accès, à des intervalles plus ou moins rapprochés. L'accident avait eu lieu au mois de juin 1854; au mois de décembre, le toucher révéla à M. le docteur Desplanques et à moi une antéflexion de l'utérus ; le col, examiné au spéculum, présenta, à la lèvre supérieure, une excoriation superficielle, avec quelques rougeurs; l'état de santé générale était assez bon, en faisant abstraction de rhumatismes vagues qui existaient depuis quelques années, et qui se sont fréquemment reproduits, soit avant, soit après les accès névralgiques que nous allons décrire.

» Ces accès débutent, en général, par une douleur vive à la partie postérieure du bassin, surtout à droite ; la douleur va en augmentant, et s'irradie vers les aines, dans la direction des ligaments ronds. La région hypogastrique devient tendue, sensible à la pression ; puis il survient assez souvent des nausées, des vomissements bilieux, et quelquefois une perte complète de connaissance, quand l'accès acquiert son plus haut degré d'intensité. Cet ensemble d'accidents se termine ordinairement par un sommeil très profond. La constipation, habituelle auparavant, a encore augmenté depuis ces accidents. Pendant les accès, le pouls est légèrement accéléré. La menstruation est régulière.

» Sous l'influence du repos, d'une saignée du bras, de l'application d'une ceinture hypogastrique, d'injections alumineuses, de cautérisations diverses, aidées de bains (deux ou trois par semaine, à la température de 23 à 24°), les accès s'éloignèrent, et au bout de quatre ou cinq mois ils diminuèrent d'intensité.

» Au mois d'août, après de grandes fatigues, les douleurs reparurent aussi fortes qu'auparavant, et les accès furent même plus rapprochés, puisqu'ils se répétèrent, à certaines périodes, tous les jours ou au moins tous les deux jours, souvent à la même heure. La pensée qui s'était présentée d'une périodicité dut être abandonnée. Le même traitement fut repris ; nous cautérisâmes l'intérieur du col avec le nitrate acide de mercure, non plus tous les huit jours, mais tous les quatre ou cinq jours ; les accès s'éloignèrent. Le pessaire Gariel a été appliqué depuis un mois et a produit un mieux notable ; cependant il reste toujours un peu de douleur dans les reins. »

Le 2 juillet, je procédai à l'examen de la malade, et voici ce que je constatai : le col est assez haut, mais dans la direction normale, assez gros en même temps ; la lèvre antérieure surtout est gonflée, tendue ; la postérieure l'est moins ; le corps se sent lourd, en avant et en haut. Il existe entre le col et le corps une sorte de concavité, dont le doigt peut suivre le parcours. A l'aide du spéculum, je vis aux deux lèvres une rougeur modérée, sans ulcération ; une bave muco-purulente sortait de l'orifice. Il y a d'assez fréquentes envies d'uriner. Madame X... accuse une douleur presque constante dans la hanche du côté droit ; une marche tant soit peu prolongée ramène de la douleur dans les reins. Je prescris des bains de piscine et quatre à cinq demi-verres par jour d'eau de l'Hôpital. Le pessaire est supprimé.

Le 27, la malade avait pris dix-huit bains ; les eaux commençaient à l'éprouver : le col était haut, mais ne semblait plus augmenté de volume ; le gonflement de la lèvre antérieure avait disparu ; le corps de l'utérus ne se sentait plus nullement en avant. Madame X... n'éprouve plus aucune douleur dans les reins ni au côté droit. Elle qui ne pouvait faire impunément un trajet de 1 kilomètre, en parcourt 4 sans aucune fatigue.

Quatre mois et demi après, le 12 décembre, le mari

de la malade m'écrivait : « qu'au retour de Vichy, à la suite de fatigues extrêmes, elle avait eu une crise légère et une seconde à la fin de novembre, après des courses à pied et en voiture qui se succédaient presque chaque jour; tandis qu'avant d'aller aux eaux, les crises se renouvelaient très fréquemment et sans qu'il fût possible d'y assigner une cause, le repos étant absolu et les ménagements continuels. Elle peut se livrer maintenant à des occupations actives; en somme, elle est revenue à la santé. »

OBSERVATION 53. — *Antéflexion des plus prononcées du corps de l'utérus avec rétroflexion du col, induration de tout l'organe et dilatation de l'orifice. — Gravelle urique et dyspepsie consécutives. — Grande amélioration obtenue à la suite d'une saison de Vichy.*

Madame N..., trente-cinq ans, grande, de forte complexion, lymphatique, a eu trois couches, la dernière, il y a dix ans. C'est deux ou trois ans après, qu'elle a commencé à souffrir des reins et du bas-ventre, où elle éprouvait une sensation de pesanteur, particulièrement du côté gauche; les douleurs revenaient par crises ne coïncidant pas avec le retour des époques menstruelles. La malade souffre aussi fréquemment en urinant; elle éprouve de la cuisson, une crispation particulière; son urine dépose souvent du sable rouge, depuis 1848. Depuis trois ou quatre ans il s'est joint à ces symptômes de la gastralgie et de la dyspepsie. Le traitement hydrothérapique, qu'elle a suivi il y a trois ans avec persévérance, ne l'a soulagée que momentanément. Enfin, vers la même époque, on a reconnu chez elle un polype uréthral, qu'on a traité par des cautérisations répétées.

Elle arrive à Vichy le 27 juin 1856; elle a le teint et les lèvres pâles, avec assez d'embonpoint; très impressionnable, elle espère peu de succès de sa cure contre des souffrances aussi variées et anciennes. Au toucher, je trouve le col de l'utérus si haut en arrière, qu'il est difficile à atteindre ; je constate pourtant qu'il est induré. Le corps se rencontre en avant derrière le pubis, indolore ainsi que le col à la pression, mais d'une extrême dureté ; entre les deux, le doigt parcourt, le long de la face antérieure, une concavité bien nette. Au spéculum, j'observe une rougeur assez vive de la lèvre antérieure fortement bombée ; cette rougeur s'étend jusqu'à la fente de l'orifice qui est large et couverte d'une bave purulente : la lèvre postérieure ne s'aperçoit point. Un petit bourgeon rouge de la grosseur d'un tout petit pois existe à l'orifice uréthral. (Je le touche avec le nitrate d'argent, opération très douloureuse.)

Je supprime le détail du traitement, pendant lequel la malade éprouva seulement quelques accidents nerveux sans importance.

Dès le 10 juillet, j'avais constaté dans son urine déjà décomposée, un sédiment blanc, où le microscope me fit reconnaître de l'urate de soude avec des cristaux de phosphate ammoniaco-magnésien.

Le 14, j'y trouvai une couche épaisse d'urates, et jusqu'au jour du départ, ce sel continua à y former un dépôt assez abondant.

Le 21 juillet, la malade avait pris vingt-deux bains avec irrigations, et bu journellement cinq demi-verres d'eau de l'Hôpital. Elle éprouvait de l'amélioration dans son état. Le bourgeon uréthral, touché deux ou trois fois avec la pierre infernale, était réprimé. Au toucher vaginal, je trouvai le col de l'utérus presque en place, bien moins dur qu'au début, conservant pourtant une tendance à se porter en arrière. Le corps un peu relevé, mais toujours fléchi en avant, était encore induré.

Quatre mois et demi après, cette dame m'écrivait :

«... Depuis ma cure, la gravelle a pour ainsi dire disparu ; les urines ne déposent presque plus. Depuis que le temps est devenu humide, je souffre parfois des reins du côté gauche et la douleur se prolonge jusque dans le côté du ventre ; la cuisson en urinant est rare ; la digestion moins laborieuse, la marche libre. En somme, je vais beaucoup mieux depuis mon retour de Vichy ; et j'espère qu'une nouvelle cure achèvera de faire disparaître le malaise qui me reste. »

Le résultat de la cure est moins heureux que dans l'observation 54, qui offre avec celle-ci une assez grande analogie quant à la déviation utérine ; mais nous trouvons en outre, dans le cas actuel, une métrite chronique, suffisamment indiquée par l'induration du col et du corps de l'utérus, la rougeur et la dilatation de l'orifice.

Observation 54. — *Antéflexion légère; col gros, mou, entr'ouvert, couvert de granulations.* — *Après une première cure, amélioration de courte durée.*—*Un an après, le col est excorié, saignant et dur; nouvelle amélioration à la suite de la seconde cure; les excoriations se cicatrisent, et la déviation persiste.* — *Les douleurs ne tardent pas à reparaître, ainsi que la lésion du col.*

Madame D... (de la Marne), trente et un ans, était d'une assez forte constitution avant sa maladie actuelle, qui a commencé il y a quatre ans, à la suite d'une première couche laborieuse. Depuis cette époque, cette dame souffre dans le bas-ventre et dans les aines, point dans les reins ; la douleur est augmentée par la station. La menstruation est régulière ; depuis un an, les digestions sont pénibles ; il existe aussi de la gastralgie, depuis surtout les émotions et les fatigues causées par une maladie grave de son mari. L'affection utérine n'a jamais été traitée.

La malade arrive à Vichy le 11 juin 1855 ; ses règles

ont cessé hier. Je trouve le col un peu haut, gros, entr'ouvert, mou d'ailleurs et insensible, comme il se présente au dernier temps de la grossesse. En suivant la face antérieure du col, le doigt rencontre une légère concavité qui sépare le col du corps de l'utérus, incliné derrière le pubis (antéflexion légère). Au spéculum, je vois les lèvres tuméfiées, rouges, granuleuses; leucorrhée. (Je prescris : Bains avec irrigations; cinq demi-verres d'eau de l'Hôpital.)

19. État satisfaisant, facies déjà meilleur qu'à l'arrivée, grand appétit. L'irrigation à l'aide du cylindre est faite pendant deux fois dix minutes environ, dans chaque bain.

6 juillet. Les règles, qui sont venues le 29, ont duré quatre ou cinq jours. Il a été pris trois bains depuis. Je trouve le col à la hauteur normale, d'ailleurs dans les mêmes conditions; au spéculum, la rougeur et les granulations persistent; mais la leucorrhée a entièrement cessé, et la malade dit se trouver mieux; elle peut marcher plus longtemps sans souffrance.

9. Elle a pris vingt-trois bains. Depuis deux jours, les eaux commencent à l'éprouver; elle quitte Vichy.

Le 27 février 1856, elle m'apprenait que, « à part les digestions qui sont plus faciles, sa situation ne s'était guère améliorée; le soulagement qu'elle avait éprouvé à Vichy ne s'était pas maintenu. »

Le 18 juin, elle se représente à moi, se plaignant toujours de pesanteur au bas-ventre, de tiraillements, de leucorrhée et d'un prurit vif éprouvé à la vulve, à l'approche et à la fin des règles. Sa constitution s'est remarquablement fortifiée. Je trouve le col assez haut en arrière, gros, dur, surtout à la partie antérieure. Au spéculum, je vois en cette région une rougeur vive avec des excoriations saignant sous la barbe d'une plume. Le col baigne dans un muco-pus épais. (Même traitement que l'an passé.)

Le 3 juillet, l'eau de l'Hôpital pèse à l'estomac, de même que l'eau Lardy, quoique prise à petites doses. La malade ne souffre du bas-ventre que dans le bain, et peu de temps. Elle n'a pas ressenti, après les règles, le prurit habituel. Au toucher, le col semble moins dur.

Le 11, elle a pris vingt et un bains. Le col est toujours dans la même position, mais la rougeur vive que j'avais constatée sur sa face antérieure a disparu, et au lieu de l'exulcération, il n'existe plus qu'une petite cicatrice étoilée. Madame D... éprouve dans son état une grande amélioration ; elle quitte Vichy.

Cinq mois après, j'apprends que les douleurs n'ont pas tardé à reparaître, et même à augmenter. M. le docteur Lamotte, appelé près de la malade, a reconnu l'existence d'ulcérations, qu'il a traitées et traite encore par des cautérisations répétées.

Ici la métrite ne nous a été révélée, la première année, que par un seul signe, l'état béant du col gros et ramolli. Dans l'intervalle des deux cures, il est survenu, sous l'influence de je ne sais quelle cause, une exacerbation de la maladie ; et quand je revis la malade, je pus constater de nouveaux symptômes de la phlegmasie, l'induration qui avait succédé au ramollissement du col, et au lieu de la rougeur primitive, des excoriations saignantes au moindre contact. Chaque cure a pourtant produit l'amendement momentané de plusieurs symptômes. Ainsi, malgré ces conditions défavorables, les excoriations saignantes du col se sont cicatrisées pendant le traitement sans l'emploi d'aucune espèce de cautérisation.

OBSERVATION 55. — *Métrite subaiguë, suite d'un accouchement prématuré; antéflexion avec rétroflexion du col; tuméfaction, hyperesthésie et granulations; pertes rouges. A la fin de la cure, la matrice est presque revenue à l'état normal; les douleurs continuent.*

Madame L..., de Lyon, vingt-sept ans, de bonne constitution, de tempérament lymphatique et nerveux, est accouchée il y a trois ans, d'un enfant de six mois et demi, qui n'a pas vécu. Depuis cette époque elle souffre habituellement dans les reins, dans les aines et les cuisses; elle est sujette à un besoin fréquent d'uriner et à de la constipation ; elle porte une ceinture hypogastrique qui la soulage. L'an passé, elle a fait une saison à Évian sans aucun succès.

Elle arrive à Vichy le 16 juillet 1856; je constate que le col est haut en arrière, tuméfié, très sensible et même douloureux à la pression. Le corps de l'utérus se sent directement en avant, derrière le pubis ; entre lui et le col, le doigt suit une courbure à concavité inférieure. Au spéculum, le col s'aperçoit gonflé ; l'orifice se voit à peine en raison de la saillie que forme la lèvre antérieure ; un mucus épais couvre le museau de tanche. (Bains avec irrigations; eau de l'Hôpital, cinq demi-verres.)

Le 24, la malade a pris huit bains : le col est moins haut et manifestement moins gonflé, la lèvre antérieure est moins saillante ; au spéculum l'orifice commence à se voir, recouvert de muco-pus; cependant, au dire de madame L... la perte blanche aurait cessé.

Le 26, elle présente un état de surexcitation nerveuse; elle se plaint de tremblements dans les jambes.

Le 1ᵉʳ août, les règles paraissent, et durent une huitaine de jours. Le 11, deux bains ont été repris sans irrigations. Au toucher, je trouve le col dans le même état que lors du dernier examen ; le corps de l'utérus ne se sent plus en avant; au spéculum, les granulations ne s'aperçoivent plus ; il s'échappe du museau de tanche une bave presque limpide ; l'orifice est toujours dirigé en arrière.

Le 18, il se déclare une perte de sang, analogue à l'écoulement menstruel ; elle dure quatre ou cinq jours, peu abondante. (J'ai prescrit de petites doses d'élixir acide de Haller; le traitement alcalin a été supprimé.)

Le 23, madame L... quitte Vichy, après avoir pris vingt-trois bains. Le col est sensiblement dans la position normale; peut-être son volume est-il encore un peu plus considérable qu'il ne doit être ; à peine présente-t-il encore une légère sensibilité à la pression. Cependant les souffrances continuent, et la malade n'éprouve de repos que lorsqu'elle porte sa ceinture.

Deux mois et demi après, elle m'écrivait qu'elle se sentait un peu plus forte ; mais elle était encore sujette à des pertes rouges, comme celle qu'elle avait eue à Vichy.

Les trois dernières observations ont présenté chacune un exemple des principales formes de métrite que nous avons antérieurement reconnues. Le cas actuel offre un type de la phlegmasie à l'état subaigu, marqué par des souffrances vives, de la tuméfaction et une hyperesthésie très prononcée du col. Dans l'observation qui précédait, nous trouvons réunis la plupart des symptômes ordinaires de la métrite chronique : la tuméfaction, avec la rougeur et l'état béant du col couvert de granulations ; on a vu l'affection reprendre ensuite un caractère plus aigu. Enfin, l'observation 53 est un type de la forme indolente de la métrite chronique, indiquée surtout par l'induration du tissu.

Si le traitement de Vichy est impuissant à triompher

de la phlegmasie, il faut néanmoins reconnaître que cet état morbide ne constitue pas une contre-indication absolue de cette médication ; si elle ne guérit pas la maladie, elle ne l'exaspère point, et presque toujours elle amène l'amendement ou la cessation d'un ou de plusieurs de ses symptômes.

OBSERVATION 56. — *Abaissement avec obliquité et rétroflexion du corps de l'utérus ; depuis bien des années, la malade porte un pessaire. — Dix-neuf bains avec irrigations ; suppression du pessaire ; l'utérus reprend sa position et sa direction normales.*

Madame F..., quarante ans, de constitution sèche, de tempérament très nerveux, portant sur ses traits l'expression de la fatigue, à la suite d'une couche qui remonte à dix ans, a été condamnée à garder pendant trois années entières la chaise longue ; pour obvier à l'abaissement et à la déviation de l'utérus, on l'a astreinte à porter depuis plusieurs années un pessaire.

Le 3 août 1854, au toucher, je constate que : l'utérus est abaissé ; le corps se sent en arrière et à droite, tandis que le col est presque dans l'axe médian ; la marche ne fatigue pas la malade quand elle porte son pessaire. Les digestions sont habituellement difficiles. (Bains demi-minéraux avec irrigations, et deux verres et demi par jour d'eau Chomel.) Après sept bains, je constate au toucher un bourrelet mou, formé au-devant de la lèvre antérieure par la muqueuse infiltrée. Le traitement est poursuivi néanmoins. — Madame F... prend successivement dix-neuf bains avec irrigations, et boit trois à quatre verres d'eau Chomel. Cette dame, chez laquelle il existe une disposition hystérique, a éprouvé moins d'irritation nerveuse à Vichy qu'ailleurs. Elle a eu des alternatives de constipation et de relâchement ; chaque fois qu'elle augmentait les doses de boisson, il se manifestait une tendance au dévoiement.

26 août. Les digestions présentent encore quelque difficulté. Au toucher, je constate que l'utérus est remonté, le corps ne se sent plus en arrière et à droite, et le col occupe sensiblement sa position normale ; madame F... a laissé de côté le pessaire pendant tout son séjour à Vichy ; elle a fait d'assez longues promenades dans ces derniers temps, sans en éprouver la moindre fatigue. Elle part dans l'état le plus satisfaisant.

À la fin de 1856, son médecin m'apprit que le pessaire n'avait pas été repris ; mais « l'espèce de névropathie générale dont cette dame est atteinte, retentit, sous la moindre influence, vers l'utérus, comme vers les autres organes. »

Ici, je n'ai constaté aucun engorgement de l'utérus ; l'affection était caractérisée par l'abaissement, joint à une flexion du corps en arrière. Pourtant, l'efficacité de la médication alcaline a été des plus marquées : la matrice s'est relevée et redressée, résultat d'autant plus digne d'attention que l'affection était fort ancienne. Comment les eaux ont-elles agi dans ce cas ? A la faveur de l'excitation générale imprimée à cette constitution fatiguée, y a-t-il eu une stimulation de la fibre utérine et des ligaments de la matrice ?...

Je ferai remarquer encore que cette dame était d'un tempérament des plus nerveux, voisin de l'hystérie ; et au lieu d'éprouver à Vichy une surexcitation nerveuse, elle a déclaré n'avoir jamais été aussi calme qu'elle s'est sentie pendant sa cure.

OBSERVATION 57. — *Abaissement avec obliquité, rétroflexion du corps de l'utérus et engorgement considérable du col, suite de couches répétées. — Dyspepsie et débilité générale consécutives. — Amélioration marquée, obtenue sous l'influence des bains de piscine.*

Madame la comtesse de ***, 30 ans, de constitution actuellement débilitée, de tempérament lymphatique et nerveux, très impressionnable, mariée depuis douze années, a eu, à des intervalles assez rapprochés, cinq couches, dont la dernière remonte à quatre ans. Sous l'influence de ces couches répétées, sa santé s'est affaiblie graduellement; elle maigrit et ses digestions se dérangèrent. En 1854, elle suivit un traitement hydrothérapique, qui n'eut aucun succès. Elle fit une première saison à Vichy en 1855; on lui prescrivit l'eau et les bains de l'Hôpital; il en résulta une amélioration momentanée des fonctions digestives et de l'état général. En 1856, elle vint faire une seconde cure; le même traitement fut institué. Outre la dyspepsie, jointe à une constipation opiniâtre, elle se plaignait d'une grande lassitude qui se reproduisait par de faibles efforts, et d'une douleur fixe dans la région lombaire; celle-ci, malgré sa fixité, fut considérée par le médecin traitant comme étant de nature rhumatismale. La malade avait pris déjà quatorze bains lorsque je fus consulté, le 18 juillet, et voici ce que je constatai :

Teint pâle, chlorotique, muqueuse labiale décolorée. Bruits du cœur normaux, point de souffle dans les carotides, accès fréquents de gastralgie et difficulté de digestion. Au toucher, je trouvai le col de l'utérus à $0^m,05$ environ de l'orifice vaginal, dirigé en avant et à droite, gros, indolore, l'orifice utérin très étendu transversalement. En suivant la face postérieure du col, le doigt s'engage dans une sorte de concavité demi-circulaire, au delà de laquelle il rencontre le corps de l'utérus dirigé en haut, en arrière et à gauche, sans tuméfaction apparente. Au spéculum, l'orifice est assez difficile à apercevoir, caché qu'il est par la saillie de la lèvre antérieure ; il existe au-dessus de lui un cercle d'un rouge assez vif, sans excoriations apparentes ; un muco-pus épais recouvre toute cette surface. La malade se plaint surtout de tiraillements dans les reins et d'une constipation opiniâtre, sans envies d'uriner, avec leucorrhée abondante.

Je fus d'avis de joindre, pour la boisson, à l'eau de l'Hôpital, celle des Célestins, et d'employer les bains de piscine ; madame *** en prit dix jusqu'au 28 juillet, époque où elle interrompit le traitement. Il s'était opéré dans ces dix jours une modification notable ; la douleur de reins avait diminué ; le col était évidemment moins gros ; je reconnus un point dur, mais insensible, au voisinage de la commissure droite, et un peu d'induration à la lèvre postérieure. La cavité qui sépare le col du corps est moins profonde ; au spéculum, la rougeur de la lèvre antérieure a diminué ; mais l'orifice ne s'aperçoit pas encore entièrement. La malade quitta Vichy.

Dès le 16 août, elle m'écrivait : « ...Je souffre des reins comme avant la cure ; je ne dors pas ; l'appétit a entièrement disparu... » Je l'engageai à venir reprendre son traitement. Elle était de retour le 28, et le 30, après deux bains de piscine, l'utérus se trouvait sensiblement dans le même état qu'avant le départ. Les bains furent pris chaque jour, de deux heures de durée. — Je conseillai l'eau de l'Hôpital le matin, et le soir l'eau Lardy, au lieu de celle des Célestins, qui avait déterminé quelques signes de congestion vers la tête.

La santé de la malade s'améliora promptement. Le 4 septembre, les règles vinrent à l'époque normale. Le 8 (après sept bains de piscine), je fis un nouvel examen au spéculum : cette fois, la tuméfaction de la lèvre antérieure avait manifestement cédé ; l'orifice apparaissait, ainsi que la lèvre postérieure, cachée jusque-là.

Celle-ci était engorgée et offrait une rougeur uniforme qui bordait l'orifice comme une lèvre buccale; il n'existait d'ailleurs aucune excoriation. La durée des bains fut successivement augmentée et portée à trois ou quatre heures. Aucun accident ne troubla la marche du traitement.

Le 23 septembre, la malade avait pris vingt et un bains de piscine; elle commençait à ressentir quelque fatigue jointe à de l'agitation (je fis cesser la cure). Elle éprouvait un mieux marqué. Le col était moins bas; toujours porté à droite, il avait diminué de moitié au moins de son volume initial; le corps aussi s'était relevé; la leucorrhée était moins abondante. Au spéculum, l'orifice se présente; la muqueuse du museau de tanche offre une teinte rosée.

Je reçus des nouvelles de cette dame à la fin de décembre; elle m'apprenait que, malgré les fatigues dues à plusieurs voyages et malgré de pénibles émotions, l'amélioration obtenue à Vichy s'était maintenue. Elle était encore obligée à des ménagements; mais lorsqu'elle évitait un excès de mouvement, elle ne ressentait plus sa douleur de reins.

OBSERVATION 58. — *Rétroflexion du col de l'utérus tuméfié et relié à la paroi vaginale par une petite bride. — Seize bains: la flexion a diminué, et la malade éprouve à la suite de la cure un grand soulagement.*

Madame M... (de la Moselle), cinquante ans, forte, active, de robuste constitution, a eu trois enfants, le dernier à l'âge de vingt-huit ans; depuis huit années elle a perdu ses règles. Elle vient à Vichy le 14 juillet 1856 pour y accompagner son mari. Elle me déclare souffrir depuis longtemps du bas-ventre et du côté gauche du bassin; peu d'efforts suffisent pour amener chez elle un sentiment de fatigue.

Au toucher, je trouve le col très haut en arrière, gros, gonflé, indolore ; le corps utérin ne se rencontre pas en avant. En arrière et à droite, je sens une petite bride sans roideur ni tension, qui rattache le col à la paroi vaginale correspondante. (Je conseille des bains demi-minéraux et cinq demi-verres d'eau Chomel.) Après le seizième bain, le col me semble porté moins haut en arrière ; la tuméfaction a diminué. Cette dame, qui éprouvait quelques symptômes d'excitation (insomnie, chaleur...), cesse son traitement.

Quatre mois et demi après, le 16 décembre, elle m'écrivait « qu'elle ne souffrait point ; quelquefois, elle ressentait au bas-ventre de la chaleur qu'elle attribuait à une constipation opiniâtre...; sa cure lui avait procuré un grand soulagement... »

Dans ce cas, le traitement de Vichy semblait avoir moins de chances de réussite ; la flexion du col paraissait dépendre de la petite bride qui le rattachait à la paroi postérieure du vagin. Cependant, sous l'influence d'une cure de courte durée, l'incurvation sembla diminuer ; peut-être est-ce au retrait du col, fortement tuméfié au début, qu'il faut attribuer en partie l'effet favorable qui s'est produit.

OBSERVATION 59. — *Rétroflexion du col de l'utérus engorgé, mou, béant. — Amélioration soutenue à la suite d'une première cure ; elle dure moins après la seconde.*

Madame B... (de l'Ain), trente ans, blonde, assez replète, de tempérament lymphatique, a eu quatre couches, la dernière au commencement de 1855. Elles ont toutes été heureuses (madame B... avait nourri son troisième enfant). Il y a sept ans, elle avait éprouvé une douleur sourde dans la région du foie. C'est au début de sa dernière grossesse qu'elle a eu, pour la première fois, une colique hépatique ; les crises dès lors ont été très rapprochées, les vomissements fréquents.

Elle vint pour cette maladie à Vichy le 30 juin 1855 ; le foie avait les dimensions normales ; l'état général était satisfaisant. Elle but successivement trois, puis six verres par jour d'eau de la Grande-Grille, et prit une vingtaine de bains demi-minéraux. Depuis, la malade n'a plus eu de coliques hépatiques. Revenue l'année suivante, voici ce qu'elle m'apprend : Après sa dernière couche, elle a commencé à ressentir des douleurs dans le côté gauche du ventre et dans les reins, douleurs parfois très vives. La cure de Vichy l'avait beaucoup soulagée ; au printemps, à la suite de courses prolongées, les souffrances avaient reparu avec du ténesme vésical, une légère leucorrhée et de l'irrégularité dans la menstruation.

Le 4 juillet, je constate, au toucher, que le col est un peu bas et l'orifice dirigé en arrière ; le museau de tanche est gros, mou, entr'ouvert comme aux derniers temps de la grossesse, indolore. Le corps de l'utérus ne se sent pas derrière le pubis. Au spéculum, le col se présente comme un gros marron, bombé, avec une tension apparente et un peu de rougeur à sa face antérieure ; l'orifice lui-même ne peut se distinguer. La malade fut soumise au même traitement que l'an passé ; seulement, j'ajoutai aux bains, des irrigations d'un quart-d'heure. Elle en prit vingt ; à la fin, les irrigations la fatiguaient, et elle éprouvait de tout le traitement une sorte de lassitude. Les douleurs dans les lombes et le côté gauche continuaient. Le 28 juillet, avant son départ, je trouvai le col à la hauteur normale, un peu rétrofléchi encore, moins gros, moins béant qu'à l'arrivée ; au spéculum, je ne vis qu'une petite plaque de rougeur à la face antérieure du col ; l'orifice était encore difficile à bien apercevoir.

Voici les renseignements ultérieurs que j'ai obtenus, le 14 décembre de la même année : « La malade s'est trouvée assez bien pendant quelque temps; au mois de septembre, elle eut des crampes d'estomac très fortes, qui cessaient aussitôt qu'elle s'étendait; elles augmentaient au contraire par le mouvement; un mois de repos a suffi pour les dissiper. Mais il reste une douleur constante, plus ou moins forte dans les reins, qui s'accroît par la marche; quand celle-ci se prolonge, il s'y joint une douleur non plus au côté gauche, mais au côté droit, à la hauteur de la hanche, et une sensation de courbature dans les cuisses. »

OBSERVATION 60. — *Rétroflexion très prononcée du col à la suite d'inflammations répétées de la matrice, sans engorgement de cet organe.* — *24 bains avec irrigations ne produisent aucune modification immédiate de la déviation.*

Madame P..., de Paris, vingt-sept ans, modiste, petite, d'assez bonne constitution, mariée depuis dix ans, habituellement bien réglée, sans enfant. Cette dame eut, dix-huit mois après son mariage, « une inflammation, » caractérisée par de violentes douleurs dans le bas-ventre, avec fièvre et vomissements; les douleurs irradiaient dans les deux hanches, mais ne se faisaient point sentir dans les reins. La maladie reparut presque chaque année et la retint couchée quelques semaines. Ces dernières années, il n'y a plus eu de symptôme d'affection aiguë; mais la marche, comme la station, amène toujours de la fatigue; il existe constamment de fréquentes envies d'uriner. Deux ans après son mariage, la malade contracta un écoulement qui à l'aide d'une potion fut promptement arrêté. En 1851, elle s'aperçut d'une éruption sèche à la paume des mains, laquelle disparut spontanément pour reparaître l'année suivante; elle céda à un traitement interne prescrit par M. Ricord; elle s'est montrée de nouveau depuis quelques semaines.

Arrivée à Vichy le 29 juin 1854, cette dame présente l'état suivant : sa physionomie est pleine, assez colorée; une petite tache ronde, d'un rouge sombre, sèche, avec soulèvement de l'épiderme, existe près de l'aile du nez; la paume de chaque main est occupée par une vaste plaque de même caractère. La voix est rauque; on ne remarque pas d'ulcération au pharynx.

La vulve est saine; le doigt porté directement dans le vagin ne rencontre point le col, qui est dirigé fort en arrière; il est mou, conique, de volume normal. Il est facilement accroché et abaissé, sans douleur pour la malade. Au spéculum, on distingue un petit cercle rouge, entourant l'orifice, sans ulcération. En retirant l'instrument, on voit le col décrire, quand il en sort, un mouvement évident d'avant en arrière. Leucorrhée légère. (Je prescris trois verres d'eau Lucas et des bains avec irrigations.) Dès les premiers jours il se déclare une forte céphalalgie; je supprime momentanément la boisson.

7 juillet. Depuis deux jours, il est survenu dans les reins des douleurs qui n'existaient pas à l'arrivée.

12. Le sang se porte toujours à la tête, malgré la suppression de la boisson; la paume de l'une des mains est presque revenue à l'état normal.

14. La céphalalgie a cessé. Même état de l'utérus.

20. Après le vingt et unième bain, l'état est encore le même; ces jours derniers en cherchant à abaisser le col, on y déterminait de la douleur, cela n'a plus lieu aujourd'hui; il est très facile de le saisir entre deux doigts, et de l'abaisser au point de le porter contre le pubis; mais abandonné à lui même, il reprend assez rapidement sa position première; la rougeur persiste. La malade quitte Vichy.

Dans ce cas, d'après les commémoratifs, il y avait eu une métrite aiguë, laquelle avait récidivé à différentes reprises. De plus, lorsque j'ai cherché à abaisser le col, qui formait avec le corps une sorte de crochet à concavité postérieure, j'y produisis une douleur qui ne s'était pas manifestée lors de ma première exploration; il n'était donc pas douteux qu'il n'y eût là un reste de phlegmasie chronique. La douleur lombaire, qui n'existait pas lors de l'arrivée à Vichy, a également été réveillée par la cure; il n'est pas rare d'observer des effets semblables de ce traitement, qui a cela de commun avec la plupart des médications stimulantes, d'amener le retour ou l'exacerbation momentanée de souffrances qui restaient pour ainsi dire à l'état latent. Pour bien des médecins, la production de ce phénomène est une condition de guérison.

Chez la malade actuelle, atteinte d'une affection vénérienne constitutionnelle, dont plusieurs symptômes existaient encore, les altérations présentées par l'utérus avaient-elles un caractère différentiel qui permît d'y reconnaître une nature spécifique? Je ne le crois pas.

Le fait suivant offre avec le précédent une grande analogie; les renseignements ultérieurs, qui manquent pour l'observation 60, nous ont appris le résultat favorable du traitement.

OBSERVATION 61. — *Abaissement avec rétroflexion du col et induration de l'utérus. — A la suite de vingt-sept bains, la déviation et l'induration ont diminué, et la douleur de reins ne tarde pas à disparaître.*

Madame C..., de Paris, trente-six ans, blonde, délicate, très nerveuse, souffre depuis quelque temps d'une dyspepsie pour laquelle elle se rend à Vichy. En m'enquérant des antécédents, j'apprends qu'à la suite de plusieurs couches elle a souffert du bas-ventre; un habile chirurgien l'a déclarée atteinte d'antéversion, et a cautérisé le col à plusieurs reprises. Il est resté des douleurs sourdes dans le bas-ventre, et la marche ramène toujours de la douleur dans les reins ; mais, fatiguée de tous les traitements faits inutilement jusqu'à ce jour pour son affection utérine, cette dame n'est occupée que de la difficulté de ses digestions.

4 juillet 1855. Je constate l'état suivant : La matrice est petite, un peu basse ; le col est fortement dirigé en arrière, formant coude avec le corps qui est dans l'axe normal. Le col est dur, tendu ; il est facile de l'accrocher avec le doigt et de l'abaisser ; abandonné à lui-même, il retourne brusquement à sa première position. Tout l'utérus participe à cet état d'induration ; la sensibilité est normale. (Je prescris des bains demi-minéraux, d'abord simples, puis avec irrigations, et l'eau Lardy à la dose de trois à quatre demi-verres.)

Le 4 août, il a été pris vingt-sept bains, dont douze avec irrigations. La douleur de reins, qui ne se faisait point sentir à l'arrivée de la malade, s'est réveillée pendant le traitement ; aujourd'hui encore, la marche un peu prolongée la ramène. Les digestions sont meilleures. Par le toucher, je constate que le col est toujours un peu dirigé en arrière, mais moins dur ; il n'est plus tendu comme un ressort. Madame C... quitte Vichy.

Cinq mois et demi après, elle m'écrivait que « la douleur de reins avait disparu, qu'elle marchait sans difficulté, que, sous ce rapport, il y avait eu amélioration dans son état, mais son estomac n'était pas meilleur. »

OBSERVATION 62. — *Métrite subaiguë avec rétroflexion du col induré et légère obliquité de l'utérus. — Amélioration momentanée.*

Madame L..., de Paris, trente-deux ans, de tempérament lymphatique, brune, pâle, à grosses lèvres, d'assez forte complexion, mariée depuis onze ans, n'a jamais eu d'enfants. Très bien portante auparavant, elle a commencé à souffrir, depuis son mariage, d'une irritation constante dans le bas-ventre, les reins et les parties génitales. La santé générale est pourtant restée bonne; et les règles sont revenues régulièrement, bien qu'accompagnées toujours de souffrances; l'émission de l'urine est très irrégulière; parfois, le besoin de la miction se reproduit jusqu'à vingt fois par jour; souvent trouble, épaisse, l'urine est chargée, d'autres fois, de sable rouge. Les rapprochements sexuels, toujours douloureux, sont très rares.

Cette dame arrive à Vichy le 17 août 1855. Au toucher, je trouve le col haut, tourné en arrière, tandis que le corps de l'utérus semble avoir conservé la direction normale. Le col, nullement tuméfié, plutôt petit, mais dur, est très sensible au toucher; en raison de sa hauteur, il est difficile à accrocher; la pression sur le bas-ventre le fait un peu descendre. Il existe, au côté gauche, au-dessus de l'aine, une douleur qui est augmentée par la pression, sans tumeur appréciable. La vulve est rouge, serrée; au spéculum, le col, difficile à embrasser, d'un rouge sombre, est couvert de mucus épaissi; l'orifice apparaît enfin net de toute lésion. La leucorrhée qui existe en ce moment revient fréquemment. (Bains tiers minéraux; eau Lardy en boisson.)

Le 24, six bains ont été pris; le traitement n'agite pas la malade; j'y joins les irrigations. Le 3 septembre, celles-ci la fatiguent, dit-elle, et causent une sensation de gonflement. La douleur ressentie dans le côté gauche, au-dessus de l'aine, aurait augmenté et serait accompagnée d'élancements profonds dans le bas-ventre. Le col est toujours haut, dur et sensible (Je supprime les irrigations.)

Le 12 septembre, les irrigations ont été reprises depuis cinq jours et ont moins fatigué la malade, qui se trouve un peu plus forte. Elle a pris vingt et un bains. — Au toucher, qui n'est plus douloureux, je trouve le col encore dirigé en arrière, en même temps qu'il existe un peu d'obliquité de la matrice, dont le corps se sent du côté gauche ; le col, évidemment bien moins dur qu'il n'était, n'est plus hyperesthésié.

Le 17 mai 1856, madame L... m'écrivait : « Je souffre toujours du ventre et des reins ; je suis parfois tellement brisée, même le matin en me levant, que j'ai peine à faire quelques pas dans l'appartement ; d'autres fois, mais plus rarement, je ferais une lieue sans fatigue.... Les douleurs, qui revenaient à chaque époque menstruelle, ne se font plus sentir depuis la cure. »

L'état d'irritation du bas-ventre et du vagin a commencé avec le mariage. Le fréquent besoin d'uriner qui existait chez cette malade ne pouvait s'expliquer par une pression du corps utérin sur la vessie. Nous avons déjà noté ce symptôme dans l'observation 60 dont le sujet présente, comme celui-ci, une *rétroflexion du col* ; le ténesme vésical paraît devoir s'expliquer ici par la propagation de l'irritation vagino-utérine à la vessie. Le traitement alcalin avait amené une amélioration momentanée dans l'état de la malade ; l'induration avait diminué et la sensibilité au toucher avait cédé.

Les douze observations qui forment cette série comprennent :

Cinq cas d'*antéflexion*, dont trois sont compliqués de rétroflexion du col ; deux cas de *rétroflexion du corps* et cinq de *rétroflexion seule du col*.

Si nous remontons aux antécédents, nous trouvons que, pour le premier groupe, la maladie a toujours paru à la suite d'une couche plus ou moins laborieuse ou d'un accouchement prématuré, sauf dans un cas, où elle s'est manifestée sans cause connue, plusieurs années après des couches. Pour le second groupe, dans un cas aussi, il s'est écoulé un temps assez long entre l'apparition insensible des premières douleurs et le dernier accouchement; quatre fois, elles ont débuté à la suite de couches; dans deux cas, les malades n'avaient jamais eu d'enfants, l'affection était le résultat d'une métrite évidente.

Quant aux signes rationnels de ces différents genres de déviations, nous retrouvons ici les mêmes souffrances par lesquelles se révèlent presque toutes les affections chroniques de l'utérus. Dans le premier groupe, la douleur lombaire existait quatre fois sur cinq, et quatre fois sur sept dans le second; les malades accusaient en outre des souffrances dans le bas-ventre, dans les aines, dans les hanches, ou dans l'un des côtés exclusivement. Deux fois la douleur dans le côté gauche se rattachait à l'obliquité de l'utérus dont le corps penchait dans cette direction (Obs. 51, 62). Deux malades atteintes d'antéflexion se sont plaintes d'un fréquent besoin d'uriner. Dans un cas, où le corps de la matrice antéfléchi était en même temps obliquement incliné à gauche, on comprend que le phénomène ne se manifestât pas; dans les deux cas où la courbure avait lieu directement en avant, il a néanmoins fait défaut. Parmi les malades du deuxième groupe, deux seulement l'ont présenté; et chez toutes deux il paraît devoir s'expliquer par la propagation de l'irritation de la matrice et du vagin à la vessie.

L'engorgement a toujours accompagné l'antéflexion; trois fois sur cinq, il était symptomatique d'une métrite chronique ou subaiguë. Dans ces trois cas, nous avons des exemples des principales formes de la métrite que j'ai établies plus haut : dans la première, nous trouvons, avec la largeur de l'orifice cervical, une induration considérable de tout l'utérus ; dans le second cas, le col était mou et gros, mais en outre il était rouge, granuleux, béant ; et après une exacerbation de la maladie, il s'indure et saigne au moindre contact ; enfin la dernière malade présente une métrite subaiguë avec vaginite, souffrances vives, rougeur et hyperesthésie extrême du col.

Dans les deux premiers cas, où il n'existait qu'un simple engorgement, j'ai prescrit une fois les bains avec irrigations, une autre fois les bains de piscine ; et dans les deux cas le succès a été complet. Non-seulement les souffrances ont cessé et d'une manière durable, mais l'engorgement a disparu ainsi que la déviation. Il y a plus : la première malade présentait comme complication une phlegmasie péri-utérine indiquée par une corde dure et sensible qui partait du côté gauche et du haut de l'utérus ; elle s'est terminée par résolution durant le traitement.

Chez les malades où il existait une phlegmasie utérine, celle-ci, comme dans presque tous les cas, a paru entraver la guérison ; dans l'observation 53, où la métrite était entièrement chronique, il y a eu une amélioration marquée ; l'engorgement et la déviation ont diminué comme les souffrances ; au contraire, celles-ci ont persisté dans les deux derniers cas où l'inflammation offrait un caractère plus aigu, et pourtant chez l'une de ces malades, la tuméfaction de l'utérus avait cédé et le col utérin s'était relevé. Puisque dans un cas de métrite manifeste, les douleurs n'avaient pas été exaspérées, qu'au contraire on avait obtenu l'amendement de quelques-uns des symptômes morbides, il n'est pas juste de conclure que la médication de Vichy trouve une contre-indication absolue dans l'existence de cette phlegmasie; seulement le moment le plus favorable pour son application n'est pas venu; c'est lorsque toute trace d'inflammation a disparu, que ce traitement a des chances presque assurées de guérison.

Pour la rétroflexion les résultats ont été analogues. Chez les deux sujets, cette déviation était compliquée d'abaissement de tout l'utérus, et d'obliquité du corps, une fois à droite, et l'autre à gauche. Dans le premier cas, où il n'existait aucune tuméfaction manifeste, j'employai les bains avec irrigations; le corps infléchi se redresse, et la malade qui ne pouvait plus marcher depuis des années sans pessaire, abandonne pour toujours cet appareil. Chez la seconde malade, c'est aux bains de piscine que j'eus pareillement recours; ici le cas était plus difficile : il existait une tuméfaction très prononcée du col, avec rougeur et légère induration d'une des lèvres de l'orifice très étendu transversalement; en un mot, il restait des traces d'une métrite chronique qui s'était déclarée à la suite de couches rapprochées. L'amélioration a été très marquée; l'engorgement a diminué de moitié, l'utérus s'est un peu relevé; et quand elle se ménageait, la malade, plusieurs mois après la cure, ne souffrait plus.

Quant à la rétroflexion du col, que nous avons rencontrée maintes fois à titre de complication, soit dans l'antéversion, soit dans l'antéflexion, les cinq observations que j'ai réunies (et où en fait de déviation, celle-ci a paru exister seule), confirment les conclusions où nous a conduit l'étude des séries de faits précédentes. Là où l'inflexion n'était point liée à une phlegmasie, la guérison s'est faite; on n'a obtenu qu'une amélioration ou un insuccès, dans le cas contraire.

Ainsi, la première observation est celle d'une femme ayant passé l'âge critique, et chez qui la rétroflexion paraissait liée à l'existence d'une petite bride, sans aucune tension il est vrai, qui rattachait la partie postérieure et droite du col à la paroi vaginale correspondante; du reste, point de trace de phlegmasie. Les douleurs sourdes éprouvées dans le bas-ventre et dans le côté gauche du bassin ne tardent pas à diminuer, puis elles disparaissent; en même temps l'engorgement diminue ainsi que la déviation, sous l'influence d'une cure trop tôt interrompue.

Dans les quatre cas qui suivent, la phlegmasie utérine se retrouve, deux fois avec le ramollissement et l'état béant ou hyperesthésié du col, deux fois sans tuméfaction, mais avec induration liée dans le dernier cas à tous les signes d'une inflammation voisine de l'acuité. Chez une de ces malades, il y a eu soulagement des souffrances; elles ont persisté ou plutôt reparu chez deux autres; pour la dernière je manque de renseignements ultérieurs. Néanmoins on retrouve ici l'effet habituel de ce traitement; chez toutes, l'engorgement utérin a diminué ; chez les deux où l'affection présentait le caractère le plus chronique, il y a eu diminution aussi de l'inflexion.

CHAPITRE V.

DES PHLEGMONS PÉRI-UTÉRINS.

Cette affection, assez commune à la suite de couches laborieuses, a dû passer souvent inaperçue en raison de ses symptômes souvent obscurs et faciles à confondre avec ceux de la métrite. C'est ce qu'avait déjà établi M. Nauche dans son livre sur *Les maladies propres aux femmes* (voy. 1re partie, p. 371), où il traite de l'inflammation des ligaments de l'utérus, des trompes et des ovaires. « Ces organes sont ordinairement, dit-il, affectés d'inflammation en même temps que le tissu de l'utérus; cependant ils peuvent l'être isolément..... Comme ils sont très rapprochés et situés profondément dans l'abdomen, les signes de l'inflammation leur sont communs; et il n'est guère possible de distinguer celui qui est le siége de la maladie. » Ce n'est que dans ces dernières années que l'attention des médecins a été particulièrement appelée sur cette affection, grâce aux intéressants travaux de MM. Huguier, Gosselin, Grisolle, Valleix, Nonat. Il y a deux ans, M. Gallard en a fait le sujet de sa thèse inaugurale.

Elle peut se montrer sous plusieurs formes : sous la forme aiguë, subaiguë ou chronique. Parfois la résolution s'en opère rapidement; elle se ferait ordinairement, du 12e au 14e jour. Dans d'autres circonstances, la tuméfaction locale, appréciable au toucher, se dissipe en partie pour se reproduire plus tard, avec des symptômes très peu prononcés. D'autres fois, elle semble rester stationnaire pendant des semaines, des mois entiers; dans ce cas il s'est formé un kyste, qui peut s'ouvrir de différents côtés, se vider dans le vagin ou dans l'intestin, avec lequel il a contracté adhérence, comme nous en citerons un exemple; d'autres fois enfin l'affection se termine par induration. L'un des caractères les plus frappants de la forme chronique de cette maladie, est sa longue durée, qui, dans certains cas, se prolonge pendant des années.

Dans le cours des observations précédentes, nous avons rencontré dix cas de ces phlegmons, présentant tous la *forme subaiguë* ou *chronique*. Sept fois ils étaient liés à l'existence d'une métrite, trois fois à un simple engorgement compliqué d'antéversion ou d'antéflexion. Dans l'un de ces derniers cas (Obs. 5), où je n'ai pu constater de tumeur formée par le phlegmon, révélé pourtant par des signes positifs, il n'a été possible d'en rattacher le développement à aucune cause connue; l'accouchement n'avait rien présenté de particulier, et ses suites immédiates avaient été satisfaisantes. Pour le second (Obs. 8), on trouve dans les commémoratifs une péritonite grave avec production d'une tumeur dans le côté gauche du bas-ventre, et depuis lors la malade ne s'était jamais remise. Enfin dans le dernier cas, une fausse couche a eu lieu il y a cinq ans et demi, et depuis cette époque des souffrances n'ont plus cessé de se faire sentir dans les reins ainsi que dans le côté gauche du ventre, où s'était développé exceptionnellement le phlegmon.

Dans les sept autres cas et dans celui que nous allons citer, il a toujours existé, outre la tumeur péri-utérine, une métrite subaiguë ou chronique. Pour quelques-uns d'entre eux, le phlegmon paraît être la conséquence de l'inflammation du tissu propre de l'utérus; pour d'autres, on peut supposer qu'il a commencé en même temps que la métrite, ou qu'il a même causé cette dernière par propagation de la phlegmasie. Cela semble avoir eu lieu dans l'observation suivante, qui est la seule où la maladie n'ait pas été la suite plus ou moins éloignée d'une couche.

OBSERVATION 63. — *Métrite chronique liée à une phlegmasie pelvienne datant de huit années, avec fistule vaginale; une antéversion se manifeste pendant la cure de Vichy en même temps que la congestion de l'utérus augmente. — Amélioration durant quatre mois et demi; nouvelle explosion inflammatoire dans le tissu cellulaire pelvien, terminée par l'ouverture de l'abcès dans l'intestin.*

Madame ***, vingt-huit ans, d'une forte constitution, douée de fraîcheur et d'embonpoint, arrive à Vichy le 18 juin 1856, avec la note suivante de M. le docteur Hannequin, de Reims :

« Cette dame, qui, au premier abord, paraît jouir d'une santé parfaite, a été prise, six mois après son mariage, en septembre 1848, d'une inflammation du tissu cellulo-séreux du bassin du côté gauche, compliquée de métrorrhagie. Trois mois après une convalescence assez franche, le mal reparut du côté droit. Cette fois la phlegmasie cellulo-péritonéale, qui a mis en danger les jours de la malade, s'est terminée par un abcès qui s'est ouvert dans le vagin un peu au-dessus du col utérin. La vessie, qui a été fortement déviée à gauche, a conservé assez longtemps une position anormale, et un écoulement séro-purulent assez abondant a continué de se faire par le pertuis très manifeste résultant de l'ouverture de l'abcès. Depuis cette époque, la santé de cette dame a éprouvé diverses atteintes, qui se manifestaient toujours par de la douleur dans le côté précédemment affecté ; une augmentation de l'écoulement séreux s'effectuant par le vagin ; enfin, par de l'irritation dans l'urèthre. Ces accidents se sont reproduits tout récemment, sans gravité. Cette affection a causé une telle perturbation dans le système utérin, qu'il ne s'est jamais révélé aucun symptôme de conception ; cependant l'éruption menstruelle, à quelques rares irrégularités près, est normale. Du reste, madame *** jouit d'une santé générale satisfaisante.

» Le toucher, pratiqué dernièrement, ne m'a rien fait constater d'anormal. Je n'ai pu apercevoir aucun vestige du pertuis vaginal : il doit exister encore, si l'on en juge par la persistance d'un petit écoulement qui entretient une légère irritation prurigineuse de la vulve ; point d'abaissement, pas de déviation de l'utérus, pas d'engorgement ovarique. »

J'examine à mon tour la malade le 20 juin, et je trouve le col dans sa situation régulière, un peu gros, avec un orifice un peu large, rouge, sans dureté. (J'avais prescrit, dès le jour d'arrivée, des bains de piscine, et l'eau de l'Hôpital en boisson, à la dose de cinq demi-verres.)

Le 26 juin, madame *** avait pris huit bains ; l'écoulement vaginal avait beaucoup augmenté ; au toucher, je ne fus pas peu surpris de rencontrer une antéversion manifeste ; le col se trouvait en arrière, gros, *mou*, insensible ; le corps se sentait en avant, pesant sur la vessie, aussi existait-il un fréquent besoin d'uriner. Au spéculum, je constatai de la rougeur tant au-dessus qu'au-dessous de l'orifice, et un écoulement laiteux qui provenait de quelque pertuis invisible, mais non de la cavité utérine. En même temps, la malade indiquait de l'amélioration dans son état ; ainsi, en marchant, elle ne souffrait plus des reins. (Le traitement fut continué, sans aucune difficulté.)

Le 9 juillet, je trouvai le col dans sa situation normale, mais *dur* en avant ; cette dureté s'étendait à droite jusqu'au corps qui avait une consistance ligneuse. Au spéculum, je vis une rougeur pointillée et un suintement séreux paraissant se faire sur toute la face antérieure du col, tuméfiée. L'orifice était dilaté, la lèvre postérieure d'un rouge foncé, la vulve rougie, la leucorrhée abondante. Néanmoins, l'état général continuait à être satisfaisant. Madame *** prolongea encore son séjour jusqu'au 17, et quitta Vichy ayant pris vingt-deux bains de piscine.

Elle se maintint dans un bon état de santé jusqu'au 1ᵉʳ décembre. A cette époque, elle commença à éprouver un malaise, qui sembla au médecin habituel devoir être l'avant-coureur d'une nouvelle explosion inflammatoire dans les annexes de l'utérus. A l'exploration de la matrice, voici ce qu'il constata : léger abaissement, col dirigé en arrière et à gauche, assez volumineux, mou plutôt que résistant, peu sensible à la pression. (L'écoulement séreux s'était reproduit à des intervalles plus ou moins rapprochés, et il y avait un peu d'irrégularité dans le retour des menstrues.) Dans les premiers jours de décembre, la région iliaque droite devient sensible au toucher, l'émission de l'urine douloureuse, la digestion difficile... Au bout de six semaines, le 17 janvier 1857, l'abcès pelvien se fit jour dans l'intestin, ainsi que le démontrèrent des évacuations purulentes.

Quel a été le point de départ de la maladie ? La première phlegmasie pelvienne, qui date de huit ans et qui survint six mois après le mariage, dans la fosse iliaque gauche, circonstance insolite, à quoi doit-elle être attribuée ? Dépendait-elle d'une métrite qui aurait passé inaperçue ? Ce qui est certain, c'est que la phlegmasie pelvienne, depuis cette époque si éloignée, ne s'est jamais complètement résolue ; sa durée a atteint une limite tout à fait inusitée. Qu'elle ait été initiale où consécutive à une phlegmasie utérine, à son tour elle semble entretenir et perpétuer celle-ci.

Je ferai remarquer les variations brusques qu'a présentées l'état de l'utérus, pendant même la durée de la cure. Sa consistance, d'abord normale, devient molle, puis dure; quelques mois après, elle présente de nouveau une certaine mollesse. La position de l'organe, d'abord normale aussi, se modifie et aboutit sous mes yeux à une antéversion manifeste qui cède durant le traitement, et lorsque le ramollissement a été remplacé par l'induration; mais la déviation se reproduit plus tard.

Le traitement de Vichy a exercé une action favorable, puisque pendant les quatre mois et demi qui l'ont suivi, la santé de cette dame s'est maintenue bonne. Ce résultat doit-il être attribué à l'exacerbation même qui s'est produite pendant la cure, la métrite chronique ayant été ramenée au type subaigu? Ce qui est digne d'attention, c'est que, pendant que la tuméfaction de l'utérus augmentait et que l'écoulement vaginal devenait plus abondant, il survenait un amendement notable de quelques symptômes; la marche ne réveillait plus de douleur dans les reins. Les eaux de Vichy constituent encore, ce me semble, la médication la plus efficace à opposer à cette phlegmasie pelvienne si rebelle, dont la métrite paraît être la conséquence.

Dans les onze faits que j'ai observés, quel a été le siége précis du phlegmon? Dans la première observation, la tuméfaction n'a pas été perçue par le toucher, mais la douleur s'était fait sentir dans le côté droit du bas-ventre, vingt-deux jours après la délivrance. Dans la seconde, je sentis de la résistance au fond du cul-de-sac postérieur ; la douleur éprouvée d'une manière constante à gauche et l'inclinaison de l'utérus sur son bord latéral droit doivent faire admettre que la phlegmasie s'était développée plus particulièrement du côté gauche. Dans quatre cas, auxquels il conviendrait de joindre sans doute le premier fait, le phlegmon occupait le côté droit du col ou du corps ; dans trois observations, il s'est manifesté au-devant du corps de l'utérus ; deux fois enfin il partait de la partie postérieure droite du col ; il s'était donc développé dans le tissu cellulaire du ligament postérieur.

Quant au côté affecté, le phlegmon s'est montré neuf fois à droite, deux fois seulement à gauche. (Dans la dernière observation, la phlegmasie avait primitivement atteint le côté gauche ; mais elle s'est ensuite manifestée à droite, et la recrudescence qui a suivi la cure a encore eu lieu de ce dernier côté.) Cette fréquence bien plus grande du phlegmon péri-utérin du côté droit a été notée par tous les auteurs, sans qu'il en ait été donné une raison suffisante. Déjà je l'avais constatée pour les phlegmons pelviens de forme aiguë, qui apparaissent concurremment avec la métrite puerpérale idiopathique.

La fréquence de la maladie est suffisamment démontrée par la proportion de onze cas sur soixante-six, soit d'une sur six femmes atteintes d'affections chroniques de l'utérus.

Dans cette forme subaiguë ou chronique, les symptômes accusés par les malades ne permettent pas de reconnaître d'une manière précise l'existence ou même la recrudescence actuelle de la maladie. Ainsi, dans deux cas (observ. 31, 33), il n'existait presque pas de phénomène qui pût faire soupçonner le phlegmon ;

dans cette dernière observation, il n'y en avait même point qui indiquât nettement une affection de l'utérus; celle-ci était pourtant des mieux caractérisées par les signes physiques. Dans deux circonstances (obs. 22 et 24), la souffrance se faisait particulièrement sentir au côté gauche ou dans la hanche gauche; et c'était du côté droit du col que partait le phlegmon. Trois fois les douleurs habituelles des affections utérines n'indiquaient pas qu'un côté seul fût atteint. Trois fois seulement la douleur occupait d'une manière presque exclusive le côté du phlegmon; mais que de fois ne l'avons-nous pas vue présenter ce caractère, sans que cette douleur locale se liât à l'existence évidente de cette altération?

Six fois la phlegmasie péri-utérine a eu pour effet d'entraîner l'utérus du côté où elle s'était déclarée. Il m'a paru que dans l'observation 8, c'est à cette circonstance qu'il faut rapporter l'espèce de rotation éprouvée par la matrice, qui s'était inclinée sur son bord latéral droit devenu inférieur, en même temps qu'elle était tombée en antéversion. Dans la note très intéressante qui m'a été adressée par M. Hannequin sur la soixante-troisième malade, on a vu que la vessie à son tour, repoussée par le phlegmon pelvien, avait été fortement déviée à gauche.

Le seul signe positif du phlegmon péri-utérin est fourni par le toucher; celui-ci fait reconnaître, dans la plupart des cas, la présence d'une tumeur, sous forme de corde ou d'aileron, dure ou rénitente, sensible et même douloureuse à la pression, et se détachant de l'un des côtés ou de l'une des faces soit du col, soit du corps de l'utérus. Ces cordes phlegmoneuses et péritonéales finissent souvent par constituer des adhérences de la matrice avec les organes voisins. J'ai indiqué au chapitre des *Inflexions* le diagnostic de ces tumeurs, faciles en général à distinguer des engorgements ou des courbures de la matrice.

Quelle a été l'influence du traitement sur les onze cas que j'ai observés? Cinq fois ils ont disparu, pour ainsi dire, sous mes yeux, dans les Observations 5, 21, 28, 31 et 51. Dans le premier cas, celui où la maladie était relativement récente, puisque, développée dans le premier mois après la délivrance, elle s'était offerte à mon examen trois mois et demi après le début des accidents, il a suffi d'une demi-cure. Dans les autres, on a employé vingt à vingt-et-un bains avec irrigations; dans un seul, où l'utérus tout entier offrait une induration extrême, la malade a pris vingt-sept bains de piscine, non pour combattre le phlegmon, simple épiphénomène, mais contre la métrite chronique dont elle souffrait depuis quinze ans. Dans ces cinq cas, la maladie s'est donc terminée par résolution. Dans l'Observation 8, le phlegmon qui avait offert, lors de la première cure, l'apparence d'une tumeur rénitente sensible, se présenta, l'année suivante, sous la forme d'un noyau induré et indolore; c'était un exemple de la terminaison par induration. Dans deux cas de métrite chronique ancienne, avec retour à l'état subaigu (17 et 24), la tumeur péri-utérine s'est développée d'une saison à l'autre; dans ces deux circonstances, le traitement ne produisit qu'une atténuation de ce symptôme secondaire, la maladie principale n'ayant subi elle-même qu'une amélioration de courte durée. Dans le premier cas, la tension et la sensibilité diminuèrent; dans le second, la douleur à la pression disparut complétement. Chez deux malades, l'affection a persisté : c'est chez la trente-troisième, qui avait l'utérus tout entier induré, et chez la soixante-troisième, où une phlegmasie pelvienne, datant de huit années, présentait une gravité insolite et s'était terminée par l'ouverture du kyste au-devant du col de l'utérus dans le vagin. La suite de l'Observation a appris qu'une nouvelle exacerbation inflammatoire étant survenue, le pus s'était fait jour au bout de six semaines, dans l'intestin. Chez un dernier sujet, je n'ai constaté la tumeur qu'à la fin d'une cure; existait-elle antérieurement? Je ne saurais le dire.

En définitive, ce résultat est assez satisfaisant, puisqu'il donne, sur dix cas, six guérisons et deux améliorations; deux fois seulement, la maladie a persisté; encore, dans l'un de ces cas, d'une complication extrême, y a-t-il eu une amélioration évidente, qui s'est soutenue plusieurs mois.

Je rappellerai, en passant, de quelle efficacité est le traitement que j'ai vu mettre en usage à la Charité, par M. Rayer, contre la *forme aiguë* des phlegmons pelviens; j'en ai exposé le résultat dans le mémoire que j'ai publié, en 1847, sur la métrite puerpérale idiopathique et sur sa complication avec cette phlegmasie (voyez *Arch. générales de médecine*). Il consiste en émissions sanguines, répétées au besoin, employées concurremment avec de larges vésicatoires volants appliqués coup sur coup sur le bas-ventre. On obtient souvent ainsi la prompte résolution du phlegmon, dont la suppuration entraîne au contraire de graves accidents.

CHAPITRE VI.

DE LA STÉRILITÉ.

Ce chapitre, comme tous ceux qui se rapportent aux maladies chroniques de l'utérus, montre des contradictions nombreuses entre les avis émis par les différents auteurs, soit sur les causes de cette fâcheuse anomalie de la vie de la femme, soit sur les moyens de la combattre. Je me bornerai à l'examen et à l'analyse des faits qui se sont offerts à mon observation.

Recherchons d'abord quelles étaient les conditions qu'ont présentées celles de nos malades qui étaient atteintes de stérilité, au double point de vue de l'engorgement inflammatoire ou non, et du déplacement ou de l'inflexion de l'utérus.

La première série nous a montré deux malades affectées d'engorgement avec antéversion, et stériles. C'est celle de l'Observation 1, jeune femme d'une bonne constitution, mariée depuis neuf ans et bien réglée; peu de temps après son mariage, elle semble avoir été atteinte de métrite; l'antéversion était des plus prononcées, l'engorgement assez considérable et accompagné d'une leucorrhée abondante. La seconde de ces malades (Obs. 4), femme d'une forte complexion, avait perdu ses règles depuis l'âge de vingt ans, à la suite d'une grande frayeur. Dans ce cas, le problème était complexe; il y avait, outre l'antéversion et la tuméfaction utérine, une aménorrhée déjà ancienne. (Je citerai plus bas l'observation très intéressante d'une malade, dont l'utérus présente les mêmes conditions de déplacement et d'augmentation de volume, non inflammatoire, mais avec une circonstance de plus, qui me semble importante à noter.) Dans la seconde série, celle des phlegmasies utérines, on trouve à l'Observation 29, un nouvel exemple de stérilité, chez une femme de trente ans, bien constituée aussi, atteinte d'antéversion et d'une métrite chronique indiquée par l'induration de toute la matrice.

Sur les quarante-trois malades qui ont présenté le déplacement de l'utérus en avant, je n'ai compté que ces quatre cas de stérilité ; sur les huit observations de rétroversion, nous en trouvons quatre aussi, ce qui donne la proportion d'une femme stérile sur onze atteintes d'antéversion, et d'une sur deux dont l'utérus est rétroversé. On ne peut objecter que chez ces dernières la métrite pouvait entrer en ligne de compte pour expliquer le défaut de conception : chez deux d'entre elles, il n'y avait aucune trace de phlegmasie ; chez une troisième, la métrite était parvenue à une période entièrement chronique ; chez la dernière seule, elle offrait un caractère plus voisin de l'acuité.

Dans la série des observations d'inflexions utérines, deux femmes seulement (Obs. 60 et 62) sont frappées de stérilité. Chez toutes deux il y avait simple rétroflexion du col ; chez la première, il avait existé une métrite aiguë, sujette à de fréquentes récidives ; chez la seconde, la phlegmasie utérine présentait encore un caractère subaigu. Enfin, le sujet de l'Observation 63, atteint d'un phlegmon pelvien terminé par suppuration, avec fistule ouverte au-devant du col, et métrite consécutive, n'a jamais conçu, malgré sa forte organisation et la régularité de la menstruation.

Résumant ces différents faits, on trouve, comme conditions au milieu desquelles la conception n'a pu se faire, une fois l'engorgement avec antéversion complète, une autre fois les mêmes circonstances compliquées d'une aménorrhée déjà ancienne ; dans un cas, l'antéversion accompagnée de métrite ; quatre fois la rétroversion, et, sur ces quatre cas, un seul de phlegmasie utérine manifeste ; deux fois la rétroflexion du col liée chez une malade à une métrite subaiguë ; une fois enfin une phlegmasie pelvienne ancienne avec métrite chronique consécutive. C'est donc la rétroversion d'une part, et, de l'autre, l'inflammation de l'utérus avec les altérations qui en sont la conséquence, qui semblent être pour nos malades les causes les plus fréquentes de la stérilité.

J'ajouterai aux observations que je viens de rappeler, la suivante, qui me paraît digne d'intérêt.

OBSERVATION 64. — *Coliques hépatiques ; — antéversion avec tuméfaction du col et impossibilité de faire pénétrer la sonde dans la cavité utérine; stérilité. — Après vingt-quatre bains avec irrigations, la tuméfaction a notablement diminué, et la sonde pénètre librement jusqu'au fond de l'utérus.*

Madame X..., âgée de trente-trois ans, d'une assez forte constitution, douée de beaucoup d'embonpoint, d'un tempérament lymphatique et nerveux, m'est adressée, le 15 juillet 1856, par mon confrère et ami le docteur Henrot, de Reims, avec la note suivante.

« Cette dame est atteinte habituellement, depuis plusieurs années, d'une gastralgie peu intense ; depuis un an ou dix-huit mois, elle a eu quelques coliques gastro-hépatiques, sans ictère consécutif ; ces coliques se sont généralement produites sous l'influence d'aliments indigestes. Parfois elles sont préparées par quelques jours de dyspepsie modérée ; d'autres fois, elles surviennent subitement et ne sont alors pas de longue durée ; je ne pense point qu'il y ait de calculs. A la suite de ces crises, j'ai trouvé quelquefois une très légère tuméfaction du foie, toujours un peu d'endolorissement des régions épigastrique et hépatique.

» Madame X... est mariée depuis plusieurs années, bien réglée ; elle n'a jamais eu d'enfant. La belle stature et la bonne constitution de son mari font supposer que ce n'est pas à lui qu'il faut rapporter l'obstacle à la fécondation. (Pourtant je n'ai jamais examiné au microscope s'il avait ou non les animalcules spermatiques.) Madame X... a consulté un médecin de Paris qui, sur la simple inspection au spéculum, lui a affirmé qu'elle ne pourrait jamais concevoir. Je l'ai soumise à un examen complet et en voici le résultat.

» Au toucher et au spéculum rien de notable, sinon un certain degré d'antéversion. J'ai de plus introduit la sonde intra-utérine de Simpson, et voici ce que j'ai trouvé. A deux centimètres et demi environ, et quoique dans la direction véritable du canal utérin, il m'a été impossible de pénétrer au delà. J'ai assez l'habitude de la sonde intra-utérine, pour être fondé à croire qu'un obstacle sérieux m'a seul empêché de passer outre. Il y avait donc là, selon moi, soit un rétrécissement, soit une valvule qui permettrait l'écoulement de dedans en dehors du sang menstruel, et ne permettrait pas l'introduction du sperme. Je crois la guérison possible par l'incision de cette valvule et l'introduction de bougies appropriées. »

J'examinai à mon tour la malade. Malgré la difficulté de l'exploration du foie en raison de l'obésité de la paroi abdominale, le bord de l'organe me sembla dépasser un peu celui des fausses côtes, et présenter une sensibilité exagérée ; l'examen de l'épigastre ne me fit reconnaître aucune altération. Le fond du teint était jaunâtre.

Au toucher vaginal, je trouvai le col extrêmement haut en arrière, un peu gonflé ; le corps de l'utérus ne se sentait pas en avant. Au spéculum, je ne pus arriver à saisir le col, de manière à bien voir l'orifice. La malade se plaint de tiraillements douloureux dans les reins, lorsqu'elle se fatigue ou qu'elle fait une marche prolongée; elle éprouve de fréquents besoins d'uriner. (Je lui prescris des bains avec irrigations, et cinq demi-verres par jour, d'eau de la Grande-Grille.)

Au bout de huit jours, je l'examinai de nouveau; la matrice était sensiblement dans le même état; mais en faisant coucher la malade de manière à ce que le bassin fût plus élevé que le reste du tronc, j'arrivai à embrasser le col dans l'ouverture du spéculum. Il me sembla un peu gros, comme déjà je l'avais reconnu au toucher; l'orifice, petit, arrondi, était parfaitement sain; la muqueuse du col d'une teinte rosée uniforme.

J'essayai d'introduire dans le col à travers le spéculum une bougie en gomme élastique, de moyen calibre; elle pénétra sans difficulté jusqu'à la profondeur déjà indiquée de 0^m,025, mais je ne pus la faire avancer au delà.

Je continuai le traitement, qui fut bien supporté.

Le 8 août, madame X... avait pris son vingt-quatrième bain; depuis quelques jours elle présentait des signes d'excitation; je lui conseillai de cesser le traitement. Je trouvai le col toujours aussi haut en arrière, mais il ne semblait plus tuméfié. J'appliquai le spéculum en m'aidant de la même précaution que la fois précédente; j'introduisis la même bougie dans l'orifice; elle pénétra sans difficulté, comme sans aucune gêne pour la malade, jusqu'à cinq centimètres environ de profondeur; à cette distance, elle s'arrêta brusquement, et la malade eut la sensation d'un choc très sensible (évidemment la sonde avait heurté le fond de l'utérus).—J'ajouterai qu'à l'examen de l'hypochondre droit, le bord du foie ne dépassait plus le rebord des fausses côtes; l'hyperesthésie constatée au début n'existait plus et la palpation de cette région était bien plus facile.

Au mois d'avril 1857, il n'y avait pas encore de signes de la conception si vivement désirée.

J'ignore si chez le sujet de l'observation 4 la stérilité a cessé (1); nous avons vu que non-seulement tous les symptômes douloureux avaient disparu à la suite de la cure, mais que les règles, qui manquaient depuis quinze ans, étaient revenues. Ce n'est pas la seule fois que ce résultat s'est produit; je rappellerai les observations 34 et 45, où la menstruation supprimée depuis un temps variable, a reparu soit à Vichy même, soit après la cure.

Quant aux malades qui ont présenté outre le déplacement un certain degré de phlegmasie utérine, et quatre au moins sont dans ce cas, nous n'attendons pas qu'une conception ait lieu avant que la métrite soit guérie ou du moins ramenée à un type entièrement chronique. M. Depaul a cité dans son Rapport, des faits de stérilité qui cessa, après que l'on eut combattu les accidents inflammatoires présentés par l'utérus. C'est quand l'affection a perdu tout caractère d'acuité, que la cure alcaline peut favorablement modifier les altérations qui sont la conséquence de la métrite, et que la conception peut avoir lieu. Nous en voyons un exemple dans l'observation suivante.

---

(1) D'après M. Bennet, lorsque la guérison de la maladie a été suivie de la conception, il s'est souvent écoulé, entre la guérison et le commencement de la grossesse, un intervalle d'un an, même plus. Il semblerait qu'il faut à l'utérus un certain temps pour qu'il recouvre son action physiologique, même après la curation de la maladie locale (*Traité pratique de l'inflammation de l'utérus*, traduit par M. Aran, p. 208).

OBSERVATION 65. — *Métrite chronique suite de couche difficile avec déchirure profonde du col; adhérence de celui-ci au moyen d'une bride. — Une cure de Vichy produit une grande amélioration, laquelle est suivie d'une nouvelle grossesse.*

Madame de L..., originaire de Prusse, vingt ans, petite, d'assez bonne constitution, a eu une seule couche très laborieuse, au mois d'octobre 1855 ; le forceps a été appliqué, et le col a été profondément déchiré. Depuis cette époque, cette dame a toujours souffert dans les reins et dans le bas-ventre, et la marche augmentait ses souffrances.

Elle arrive à Vichy, le 20 juin 1856. Elle a le teint pâle et l'expression de la fatigue. Je trouve le col de l'utérus un peu haut en arrière, mou, largement fendu, adhérent au côté gauche du vagin par une bride assez résistante, d'ailleurs insensible au toucher. Le corps est hors de la portée du doigt ; il y a une leucorrhée abondante.

Je fais prendre chaque jour à la malade d'abord trois, puis quatre verres de l'eau Lardy, qui semble lui faire grand bien, et un bain avec irrigations d'un quart d'heure... Après le vingtième, elle a repris un teint clair et de la fraîcheur ; elle souffre beaucoup moins qu'avant la cure. L'extrémité du doigt s'enfonce toujours librement dans l'orifice utérin, comme dans une cupule molle, et l'adhérence par la bride est la même.

Cette dame quitte Vichy ; quatre mois après, une lettre de son mari m'apprenait que la cure avait produit les meilleurs résultats ; madame de L... se portait très bien et elle était au quatrième mois d'une grossesse ardemment désirée.

Dans ce cas, où une métrite a été la conséquence évidente d'un accouchement très difficile, avec déchirure profonde du col, une conception eut lieu pendant le traitement ou immédiatement à sa suite, et dans le temps même où cédaient les souffrances. Celles-ci duraient depuis vingt mois et reconnaissaient évidemment pour cause la phlegmasie de l'utérus (en effet, la déviation légère observée au début de la cure persistait au même degré à la fin ; ce n'était donc pas elle qui causait les douleurs ou qui empêchait la conception).

Nous avons vu, dans les deux observations 16 et 26, relatives à deux cas de métrite rebelle avec retour répété à l'état subaigu, la conception se faire, dans un cas à la suite de deux saisons, dans l'autre après une troisième ; ces cures avaient produit une amélioration progressive de la maladie. Toutefois, à en juger par la persistance des douleurs caractéristiques, la phlegmasie n'était pas entièrement éteinte, lorsqu'une nouvelle grossesse eut lieu.

Nous pourrions citer un fait encore plus probant, celui d'une jeune dame (du département du Doubs) qui, à la suite aussi d'une couche difficile, fut atteinte d'une affection très complexe des voies génito-urinaires... M. Rayer, consulté par elle huit mois après le début des accidents, lui conseilla une cure de Vichy. Arrivée aux eaux, le 20 juin 1854, elle avait la matrice antéversée, le col dur, tuméfié, pourtant indolore au toucher, avec toute sa face antérieure excoriée et saignante. La malade fut soumise à l'usage des bains avec irrigations ; celles-ci furent pratiquées par elle pendant presque toute la durée des bains. Elle en avait pris dix-sept à peine, son état général était satisfaisant, elle se trouvait bien du traitement ; mais l'état local n'était pas encore sensiblement modifié, lorsque commença une nouvelle grossesse, qui arriva heureusement à son terme.

Les quatre faits qui précèdent montrent que la conception s'est faite malgré un état d'antéversion plus ou moins prononcé. En effet, ce déplacement ne semble pas devoir être considéré comme un obstacle à la fécondation. Sans doute M. Hervez de Chégoin a cité des cas où celle-ci avait été obtenue après qu'il eut redressé une matrice ainsi déviée; quand la tuméfaction est entretenue par le déplacement, la réposition de l'utérus faisant cesser l'engorgement, celui-ci ne met plus obstacle à la fécondation. Ce qui prouve que la conception peut se faire avec un degré même considérable d'antéversion, c'est l'observation suivante, où ce déplacement atteignait le plus haut degré possible.

Observation 66. — *Antéversion complète de l'utérus, tuméfaction difficile à apprécier. — Une nouvelle grossesse commence pendant la cure et sans que la situation de la matrice se soit modifiée.*

Madame de ..., vingt-deux ans, d'une bonne constitution, de tempérament lymphatique, a eu sa première couche il y a huit mois; le travail, très difficile en raison de l'issue prématurée des eaux, dura trente heures. (Cette dame ne nourrit point son enfant.) Depuis cette couche, elle a été sujette à des douleurs de reins avec sensation de pesanteur dans le bas-ventre, et un peu de pertes blanches.

Venue à Vichy le 3 juillet 1855, je constate chez elle les signes d'une véritable anémie. Au toucher, je trouve la matrice complétement couchée, horizontale; le col s'atteint avec peine en haut et en arrière et ne peut être circonscrit, il est d'ailleurs insensible à la pression du doigt; le corps se rencontre tout en avant, pesant derrière le pubis. Même quand la malade est couchée, l'utérus ne reprend pas sa situation dans l'axe du bassin; elle n'éprouve pas d'envies plus fréquentes d'uriner.

Je lui conseille les bains de piscine, où elle passe chaque jour de deux heures à deux heures et demie, et elle boit deux à trois verres d'eau Lardy. Après vingt bains l'utérus était dans la même position qu'à l'arrivée, et l'état général était à peu près le même.

A l'époque menstruelle, les règles ne vinrent pas, et cette dame se plaignit non plus de maux de reins ou de bas-ventre, mais de pertes blanches assez fortes avec des maux d'estomac continuels, premiers symptômes d'une grossesse qui arriva heureusement à son terme.

Dans ce fait, on voit encore le commencement d'une grossesse coïncider avec la cure ; cette condition n'était pas favorable pour le redressement immédiat de l'utérus. La déviation était considérable, le renversement complet, à tel point que le fond de la matrice se trouvant plus bas que le bas-fond de la vessie, il ne comprimait point cet organe et ne déterminait pas de fréquents besoins d'excrétion.

Quant à la *Rétroversion*, on a vu que ce genre de déplacement de la matrice entraîne plus fréquemment que tout autre la stérilité. Nous n'entrerons pas dans l'examen des conditions physiques qui rendent, dans ce cas, la conception, sinon impossible, du moins très difficile.

Parmi les huit malades atteintes de ce genre de déviation, il en est deux qui, à la suite d'une cure de Vichy, sont devenues grosses ; c'est d'abord le sujet de l'observation 43 : une saison a suffi pour relever la matrice et en amener le dégorgement presque complet ; cette dame devint enceinte à la suite d'une deuxième saison. Dans l'observation 47, il existait, outre la rétroversion avec obliquité, une métrite évidente, marquée par de l'induration et le retour momentané de la phlegmasie du corps utérin à l'état subaigu; le dégorgement s'opéra insensiblement à la suite de la cure, et au bout de quelques mois, une nouvelle grossesse eut lieu. Chez une troisième malade arrivée aux approches de la ménopause, une saison de Vichy a paru provoquer, comme nous l'avons dit, le retour d'une des dernières époques menstruelles. Il en est trois (Obs. 48, 49, 50) sur lesquelles je manque d'informations ultérieures. La quarante-sixième n'était pas encore entièrement guérie quand je l'ai vue pour la dernière fois. Quant à la quarante-quatrième, le cathétérisme utérin tenté sur elle n'a permis l'introduction de la sonde qu'à $0^m,04$ de profondeur. Je n'ai pu répéter mon exploration à la fin de la cure ; je ne sais donc pas si elle a donné le résultat remarquable que j'ai obtenu dans l'observation 64. Enfin, parmi les malades atteintes d'inflexions utérines, la cinquante et unième (chez qui il existait une antéflexion avec obliquité et engorgement de la matrice, compliquée même de rétroflexion du col et d'un phlegmon péri-utérin), a été complétement guérie après vingt bains avec irrigations; les douleurs qui dataient de cinq ans et demi ont entièrement disparu, et le corps de l'utérus s'est redressé; quelques mois après, cette dame devint enceinte.

En terminant ce chapitre, j'appellerai encore l'attention sur l'observation 64, où l'on voit la cure de Vichy amener la résolution d'un engorgement intra-utérin qui s'opposait à l'introduction du cathéter; la stérilité peut dépendre, dans quelques cas, de cette condition, et en la faisant disparaître, cette médication peut combattre efficacement une cause peu connue de stérilité.

RÉSUMÉ.

Le traitement de Vichy jouit d'une efficacité remarquable contre les *engorgements chroniques* de l'utérus. Sur quinze cas d'engorgement avec antéversion, dont quelques-uns étaient compliqués d'excoriations et de granulations du col, nous avons obtenu douze fois une guérison complète des souffrances, deux fois une grande amélioration, et dans un cas, où le traitement a été incomplet, il y a eu néanmoins un commencement d'amélioration.

Dans tous les cas où la constatation nous a été possible après la cure, l'engorgement avait disparu. Quant au déplacement, nous avons pu nous assurer que cinq fois sur neuf, il avait cessé en même temps que l'engorgement.

Lorsqu'au contraire il existe encore un élément phlegmasique dans des cas d'ailleurs semblables aux précédents par la plupart des symptômes, le résultat du même traitement est moins favorable : la guérison est l'exception ; nous avons obtenu une amélioration dans la moitié seulement des cas. L'amélioration a été plus marquée et plus fréquente quand les symptômes avaient perdu de leur intensité.

Dans les cas d'engorgements avec *rétroversion*, l'efficacité de cette médication est tout aussi grande ; sur huit cas, nous avons eu quatre guérisons, deux fois une grande amélioration, et deux fois simplement de l'amélioration (dans ces derniers, il existait encore un élément phlegmasique). La déviation disparaît en même temps que les douleurs et l'engorgement ; elle a guéri cinq fois, diminué une fois et persisté deux. — Dans l'un des cas de guérison, il n'y avait même aucune tuméfaction appréciable de l'utérus.

Le résultat a été aussi favorable dans les cas d'*antéflexion* ou de *rétroflexion*, où il n'existait pas de métrite chronique.

Cette différence d'action du même traitement dans deux états morbides (les engorgements simples et les métrites chroniques) en apparence assez semblables, mais qu'il est possible de reconnaître à des signes propres, montre que cette distinction, quelquefois difficile dans l'espèce, est réelle et fondée.

Dans les cas de *métrite chronique*, avant de recourir aux eaux de Vichy, il importe donc de combattre par un traitement approprié l'élément phlegmasique.

Quant aux *phlegmons péri-utérins*, sur dix cas nous avons obtenu cinq fois la résolution ; une fois la maladie s'est terminée par induration ; deux fois il n'y a eu qu'amélioration (la douleur à la pression ayant diminué dans un cas et cessé dans l'autre) ; deux fois le phlegmon a persisté en même temps que la phlegmasie à laquelle il était lié.

Parmi les déviations utérines, c'est surtout la rétroversion qui semble être cause de *stérilité ;* la métrite rend aussi la conception plus difficile. Plusieurs malades, atteintes soit de déplacement, soit d'inflexion de l'utérus, ont pu concevoir après que la cure de Vichy les eut guéries de l'engorgement et de la déviation. Quelques-unes, atteintes de métrite chronique, sont même redevenues enceintes, après que la médication de Vichy eut amené une amélioration de leur état.

Elle a rappelé plusieurs fois la menstruation dans des

cas d'aménorrhée; le décongestionnement de l'utérus s'est fait dans quelques circonstances où l'engorgement semblait lié à l'âge critique.

Le traitement que j'ai employé a surtout consisté en bains aidés d'irrigations durant le bain; dans un certain nombre de cas, j'ai prescrit avec avantage les bains de piscine.

Très rarement les irrigations ont paru déterminer une légère irritation locale, toujours facile à calmer. Il s'est manifesté quelquefois durant la cure (soit par les irrigations, soit par la piscine), et sans que les malades en eussent conscience, un léger œdème du col, déterminé par l'infiltration de la muqueuse; cet accident est sans importance et disparaît spontanément en quelques jours.

Parfois il s'est déclaré un écoulement leucorrhoïque passager, ou celui qui existait antérieurement a augmenté, en même temps qu'il se faisait une amélioration dans l'état de la malade.

Le premier effet des eaux a toujours été de diminuer ou de faire disparaître l'engorgement, même quand celui-ci dépendait d'une métrite chronique.

Plusieurs malades ont terminé leur cure sans qu'il fût survenu dans leur état une grande amélioration; elle s'est déclarée insensiblement à la suite de la cure.

Outre leur action résolutive locale, les eaux de Vichy ont sur l'économie une action générale; c'est par ce dernier mode d'action que ce traitement a pu produire la guérison de malades dont la déviation utérine n'était liée à aucun engorgement appréciable de la matrice.

Les eaux de Vichy ont en outre, sur des médications analogues pour leurs effets généraux, l'avantage de combattre efficacement (grâce à leur constitution chimique spéciale), d'une part, les accidents de dyspepsie souvent liés aux affections chroniques de l'utérus, et de l'autre, la gravelle urique, qui en est une complication assez fréquente.

FIN.

TABLE DES MATIÈRES.

INTRODUCTION. 1
DE L'EMPLOI DES EAUX DE VICHY DANS LES ENGORGEMENTS DE
    L'UTÉRUS. De la nature de ces engorgements. 3
    Observations d'antéversion avec engorgement 17
        Résumé. 62
DE L'EMPLOI DES EAUX DE VICHY DANS LES PHLEGMASIES UTÉ-
    RINES. 79
    A. Observations de métrites subaiguës ou chroniques avec
        antéversion, hyperesthésie du col de l'utérus 83
        Résumé. 119
    B. Observations de métrites chroniques avec antéversion,
        principalement caractérisées par l'induration du tissu . . 127
        Résumé. 138
    C. Observations de métrites de diagnostic plus difficile. . . 141
        Résumé. 154
DE L'EMPLOI DES EAUX DE VICHY DANS LES RÉTROVERSIONS. . 158
    Observations de rétroversion avec engorgement. 163
        —   —   sans engorgement. 168
        —   —   avec métrite chronique 173
    Résumé. 181
DE L'EMPLOI DES EAUX DE VICHY DANS LES INFLEXIONS DE
    L'UTÉRUS. 187
    Observations d'antéflexion et de rétroflexion du col ou du
        corps de l'utérus 193
    Résumé. 218
DE L'EMPLOI DES EAUX DE VICHY POUR LES PHLEGMONS PÉRI-
    UTÉRINS. 223
DE L'EMPLOI DE CES EAUX DANS CERTAINS CAS DE STÉRILITÉ. 233
    Résumé général. 244

FIN DE LA TABLE.

Paris. — Imprimerie de L. MARTINET, rue Mignon, 2.

www.ingramcontent.com/pod-product-compliance
Lightning Source LLC
Chambersburg PA
CBHW062232180426
43200CB00035B/1693